JN244611

PICOから始める

医学文献検索のすすめ

Effective and Comprehensive Strategies
for Searching Medical Literatures
Based on PICO Approach

編集		
小島原典子	東京女子医科大学
河合富士美	聖路加国際大学

南江堂

■編　集

小島原典子　こじまはら　のりこ　東京女子医科大学医学部衛生学公衆衛生学講座 准教授
河合富士美　かわい　ふじみ　聖路加国際大学学術情報センター

■執　筆（執筆順）

小島原典子　こじまはら　のりこ　東京女子医科大学医学部衛生学公衆衛生学講座 准教授
河合富士美　かわい　ふじみ　聖路加国際大学学術情報センター
新藤暁子　しんどう　さとこ　聖路加国際大学学術情報センター
森實敏夫　もりざね　としお　日本医療機能評価機構
鈴木孝明　すずき　たかあき　奈良県立医科大学附属図書館
山口直比古　やまぐち　なおひこ　聖隷佐倉市民病院図書館
重川須賀子　しげかわ　すがこ　東京女子医科大学図書館
加藤砂織　かとう　さおり　東京女子医科大学図書館

序　文

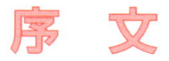

　診療ガイドラインの作成支援に関わって 15 年が経ちますが，ガイドライン作成委員会では毎回新しい驚きがあり，いつも新鮮な気持ちで参加させていただいています．つい最近も，コクランライブラリのシステマティックレビューのエビデンスがあるのに日本語の商業誌に書いてある経験談を採用したり，希少疾患ではないのに特定の症例報告を引用されているグループがありました．このグループには推奨作成会議から参加したのですが，「Minds 診療ガイドラン作成マニュアル 2017」（以下「マニュアル 2017」と略す）に沿って GRADE で評価しても，スタートの文献検索戦略が間違っていると正しい推奨を導くことはできないというお話をさせていただきました．

　文献検索は図書館の司書さんにお任せしている，とおっしゃる研究者も多いのですが，ここは是非疾患専門家である研究者と，検索の専門家である司書さんの共同作業をお願いしたいと思います．そのためのツールとして，クリニカルクエスチョンの設定をするわけですが，多くの研究者が臨床上の疑問文を作る作業から始めるため，残念なことに PICO（P：患者，I：介入，C：比較，O：アウトカム）の要素で構成されていないことがほとんどです．本書では，先に要素である PICO を設定して，その要素をつないでクリニカルクエスチョンとしてまとめることを推奨しています．医学文献検索としては，P と I をキーワードにすれば目的とする論文が網羅的に拾えます．研究論文が多数出版されている分野では，研究デザインや，その次にアウトカム（O）を検索式に加えてスクリーニング可能な論文数になるまで絞ります．「マニュアル 2017」では，この論文数を絞る過程が強調されていなかったせいか，膨大な論文をスクリーニングする羽目になったというお話（苦情？）をお聞きすることが多くありました．網羅的文献検索では感度を上げることが重要ですが，1 万件の医学文献のスクリーニングを同じ判断基準で振り分けることはできるはずもなく，妥当で効率的な方法で絞り込むことは，最終的に目的となる論文をぶれずに選ぶという意味でも重要である，と本書では強調しています．

　日本医療機能評価機構（Minds）のホームページでは，「マニュアル 2017」の補足として特別寄稿 3「診療ガイドライン作成のためのシステマティックレビューの文献検索戦略」を公開しています．本書は，この特別寄稿を受けて，Minds の EBM 普及啓発部会の部会長の森實敏夫先生，同メンバーで日本医学図書館協会専務理事の河合富士美先生と始めた文部科学省科学研究費助成事業の研究成果をまとめたものです．実際に医学文献の検索を行っている現場の皆さんが使いやすいように，基礎編としてリサーチクエスチョンをキーワードに絞り込んでいく（特異度を上げる）医学文献検索についても言及しました．その際にも PICO（P は Patient とは限りませんが）から始める検索という点で同じだということに気づいていただければ，本書を出版した意義があったということで著者一同大変うれしく思います．

　最後に，的確なご助言をいただいた枳穀智哉氏，無理なお願いにもご対応いただいた北島詩織氏の南江堂のお二人に心より感謝申し上げます．

2018 年 12 月

　　　　　　　　　　　　　　著者を代表して　　小島原典子

＊＊＊＊＊＊＊＊＊＊＊＊＊＊＊＊＊＊＊＊＊＊＊＊＊＊＊＊＊＊＊
本書は文部科学省科学研究費助成事業　基盤研究（C）「診療ガイドラインのシステマティックレビューための効果的文献検索方法」（課題番号：15K08858）（平成 26-29 年）の助成を受けて完成したものです．

目　次

クリニカルクエスチョン（CQ）

Column

PICO による文献検索のすすめ
―本書の使い方に代えて

　医学や看護の研究を始めるとき，その分野で何が明らかとなっているのか，どんな研究が行われているのか，まず文献検索をして情報を集めることから始めるだろう．診療現場で，先輩から疾患の治療法について文献を調べるように指示されるかもしれない．文献検索を正しく行うには，文献データベースの選択，検索式の作成などの知識と，効率的な検索のためのスキルが必要である．図書館司書に任せきりにせず，本書のポイントを押さえて，医療者，研究者自身が自信をもって検索結果を出せるようになることが本書のゴールである．文献検索の専門家である司書と専門分野の臨床医，研究者のキャッチボールにより文献検索の精度を上げることができ，1 回の検索で到達できることはほとんどない．

　文献検索では，研究に関連して思いつくキーワード（key word）を複数個掛け合わせ，確認可能な検索数まで結果を絞り込む方法をとることが多いと思われる．本書では，図1 に示すように，検索トピックとして基本的検索（特異度を優先した絞り込み検索），診療ガイドラインのための文献検索（スコーピングサーチと感度を優先した網羅的検索）の 3 つに分けて解説する．本書では PICO 検索，つまり，基礎研究においてはリサーチクエスチョン（research

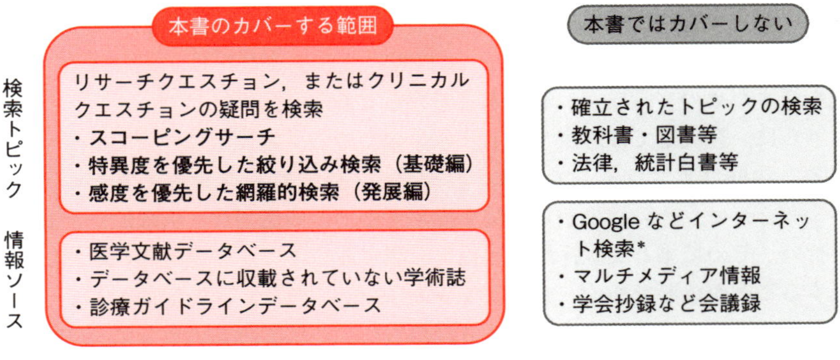

	本書のカバーする範囲	本書ではカバーしない
検索トピック	リサーチクエスチョン，またはクリニカルクエスチョンの疑問を検索 ・スコーピングサーチ ・特異度を優先した絞り込み検索（基礎編） ・感度を優先した網羅的検索（発展編）	・確立されたトピックの検索 ・教科書・図書等 ・法律，統計白書等
情報ソース	・医学文献データベース ・データベースに収載されていない学術誌 ・診療ガイドラインデータベース	・Google などインターネット検索* ・マルチメディア情報 ・学会抄録など会議録

図1　本書のカバーする範囲
＊一部は含まれるが，積極的な検索は行わない

表1 PICO の成分

	P	I	C	O
◆一次研究 基礎研究：リサーチクエスチョン 臨床研究：クリニカルクエスチョン →仮説を検証 ◆診療ガイドライン作成 臨床研究：クリニカルクエスチョン →システマティックレビューから推奨を作成	Population ：対象 Patients ：患者（疾患） Probrem ：課題	Interventions ：介入 （介入研究） Exposure ：ばく露 （観察研究）	Comparisons ：比較，対照	Outcomes ：アウトカム （結果）

question：RQ），臨床研究においてはクリニカルクエスチョン（clinical question：CQ）を活用して検索を行うことを推奨している．たとえば，「RAS 遺伝子とは」「大腸がんの死亡率」などのような教科書的な内容は，成書や統計資料を引用すればよく，RQ/CQ として文献検索をする必要はない．もちろん，キーワードとして検索して，Introduction，Discussion に発見時の論文，総説などを引用することはあるが，本書ではこういったトピック検索については言及しない．RQ,CQ において，表1のように，P（対象），I（介入）／E（ばく露），C（比較），O（アウトカム（結果））の成分に分け，研究の課題を簡潔な疑問文で表す．それをキーワードとして文献検索を行うことで，設定した RQ,CQ に答える一次研究，もしくはシステマティックレビューなどの二次研究を探すための文献検索戦略が本書の特徴である（図2）．

　さらに，発展編では診療ガイドラインのための文献検索について詳しく解説する．診療ガイドラインでは，それぞれの CQ に対してシステマティックレビューを行い，その結果から推奨を提示する．この過程は，網羅的に文献検索を行い，その結果と文献採用の過程を記載することで，作成過程の透明性を担保することが重要である．The Cochrane Library[1] のレビューでは，ときに数十行にもわたる複雑な検索式が記載されており，専門家でないとシステマティックレビューの文献検索はできない，と思ってしまう方も多いだろう．1つの検索式ですべての論文を採用しなければならないと考えると，検索式は複雑にな

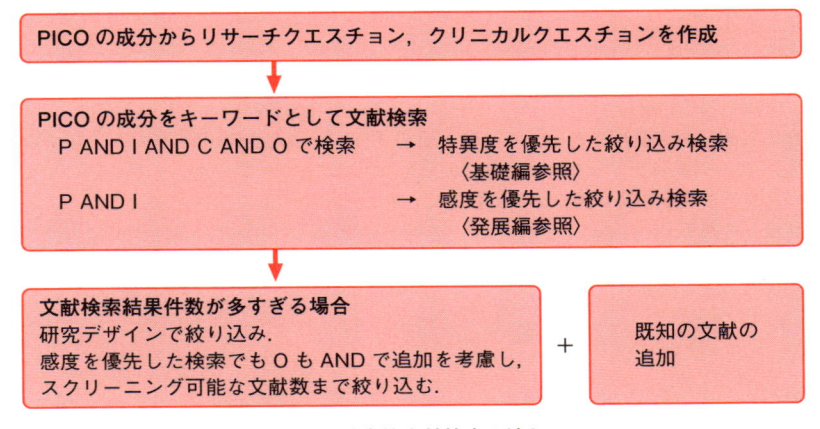

図2　効率的文献検索の流れ

り，検索数も膨大となる．検索される文献数が多すぎると，タイトルと抄録か
らスクリーニングのとき判断にぶれが生じ，結果として正しい論文が選定され
ないこともある．網羅的文献検索では，複数の検索結果から段階的に文献集合
を作成する，または，既知の文献やハンドサーチ（p.93 参照）の結果を追加す
るなども透明性を担保できれば十分可能であることを強調したい．本書では，
高い再現率，高い適合率（益）とコスト，労力（害）のバランスを考慮して網
羅的文献検索を行う方法を提案する．

　公益財団法人日本医療機能評価機構 EBM 普及推進事業（Minds）では，学
会等が作成した質の高い診療ガイドラインを選定して Minds ガイドラインラ
イブラリ[2] を 2002 年から公開している．2018 年 1 月現在，200 以上のわが国
の医学会などが作成したガイドラインが公開されている．さらに Minds では
科学的根拠に基づく診療ガイドラインの質の向上を目指して「Minds 診療ガイ
ドライン作成マニュアル 2017（ガイドライン作成マニュアル 2017）」[3] を公開
した．これは，Institute of Medicine：IOM と同様[4]，システマティックレ
ビュー，益と害のバランスなどが強調されている．本書は，「ガイドライン作
成マニュアル 2017」の「4.1 エビデンスの収集」のアップデート版，特別寄稿
3「診療ガイドライン作成のためのシステマティックレビューの文献検索戦
略」[5] の概略版でもある．わが国発のエビデンスをつくる研究者と，そのエビ
デンスを活用して信頼できる診療ガイドラインを作成する診療ガイドライン作
成者に役立つことを祈念している．

スコープ（計画書）

　信頼される診療ガイドラインのキーは，スコープにあるといっても過言ではない．特に文献検索の選択基準として，介入研究（ランダム化比較試験（RCT），またはRCT のシステマティックレビュー）のみを採用するのか，明らかな治療方針の変換がありその時期以降の論文のみに絞るのかなど，予めグループ内で決めておくことが重要である．

　益（漏れなく文献を集める）と害（労力，コスト）を勘案して，検索担当の司書と共同して何件までスクリーニングで絞るのかも含めて，スコープに記載する．

文　献

1) The Cochrane Library〔https://www.cochranelibrary.com/〕(2018 年 12 月 7 日閲覧)
2) 公益財団法人日本医療機能評価機構：Minds ガイドラインライブラリ〔http://minds.jcqhc.or.jp/medical_guideline/guideline_list〕(2018 年 12 月 7 日閲覧)
3) 公益財団法人日本医療機能評価機構；小島原典子ほか：Minds 診療ガイドライン作成マニュアル 2017〔http://minds.jcqhc.or.jp/s/doc_tool_manual〕(2018 年 12 月 7 日閲覧)
4) 畠山洋輔：Institute of Medicine のレポート（2011）に見る診療ガイドラインの方向性〔https://minds.jcqhc.or.jp/activity/annual_report/T0011902〕(2018 年 12 月 7 日閲覧)
5) 森實敏夫ほか：特別寄稿 3「診療ガイドライン作成のためのシステマティックレビューの文献検索戦略」Minds 診療ガイドライン作成マニュアル〔http://minds4.jcqhc.or.jp/minds/guideline/pdf/special_articles3.pdf〕(2018 年 12 月 7 日閲覧)

第 1 章：基礎編

特異度を優先した絞り込み検索

文献検索の基本的考え方

1　文献検索とは

　医学は日進月歩である．日々診療の場で浮かぶ疑問を勤務後に調べることも多いだろう．また，臨床研究を行い，学会で発表したり論文を執筆することも医療にかかわるプロフェッショナルとして専門性を高めるために必要なことである．このように様々な目的で毎日のように文献検索が行われている．つまり，文献検索はエビデンスに基づく医療を実践するうえでも研究するうえでも必須の行為なのである．

　文献検索とは，「ある目的を以て文献データベースから必要な文献を探し出す」ことをいう．言わば魚釣りのようなものである．何を探したいのかによって，釣竿なのか網なのか，網の目はどのぐらいにするか，餌が必要か，餌は何がいいのかなど，それを意識せずに竿を投げても目当ての魚が釣れる確率は低い．また，効率がわるい．

　文献検索では目的により検索方法が変わる．

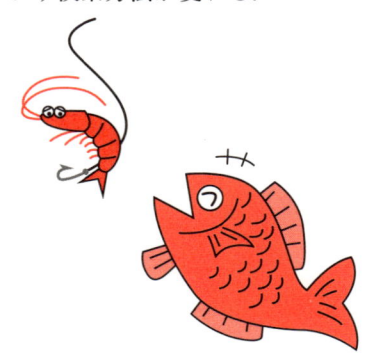

① 特定の文献を探す

　今朝のニュースで出ていたあの記事，○○先生から言われた「××の論文」，引用文献の書誌事項確認などがこれにあたり，目当ての文献がみつかれば終了する．

② 主に臨床に役立つエビデンスの高い論文を素早く探す

　診断や治療，患者ケアなど診療上の疑問を解決するための文献検索．的確な文献がいくつか得られ，臨床に適用できればそれで終了する．

③ 臨床研究のための文献検索

　日常の診療から得られた知見や改善方法をもとに臨床研究を計画する際にはこれまでの研究状況を把握する必要がある．先行研究があるのに検索されていないと無駄になるおそれがあり，それに言及していないことで信頼性にも影響が及ぶ．

④ 診療ガイドライン作成などのシステマティックレビューのための文献検索

　クリニカルクエスチョンに回答するために網羅的・系統的に文献を探す必要があり，検索結果が数百件から千件にも及ぶことがある．また検索式の記録や公開が求められる．

　基本編では①〜③の文献検索方法について解説する．

2　保健医療分野の情報源と文献データベース

ⓐ 主な情報源・データベース

　文献検索をする場合，調べる対象にはいくつかの種類がある．個々の研究論文が収載されている PubMed などの文献データベースと，それらをもとに作成された UpToDate のような統合された情報源などである．これらはその信頼性の確度により階層化して表され，エビデンス・ピラミッド，最近では 6S ピラミッドで表される（図1)[1]．

〈各階層の概要〉

● Single Studies（個別研究）

　研究とは，特定の臨床疑問を解決するために実施される独自の研究のことである．

　例）PubMed，医中誌 Web などの文献データベース

● Synopses of Single Studies（個別研究のシノプシス）

　個別研究のシノプシスとは，質の高い研究から得られたエビデンスを要約したものである．この種の情報を特定するには，次に示す，エビデンスに基づく抄録雑誌を検索するのがベストである．

Ⅰ　基本編

Ⅱ　発展編

Ⅲ　情報ソースのまとめ

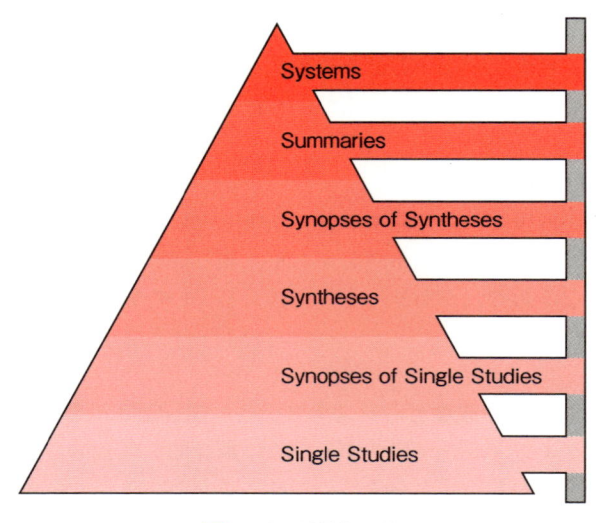

図 1　6S ピラミッド

〔HEALTH SCIENCES LIBRARY〔http://hslmcmaster.libguides.com/ ebm〕より引用〕

　例）ACP Journal Club, Evidence-Based Medicine, Evidence-Based Nursing など

● **Syntheses（統合）**

　一般的にシステマティックレビューと称される統合は，ある特定の研究疑問を取り巻くすべてのエビデンスを包括的に要約したものである．

　例）The Cochrane Library

● **Synopses of Syntheses（統合のシノプシス）**

　統合のシノプシスとは，システマティックレビューに示される情報を要約したものである．ピラミッドの下位階層のエビデンスから結論を導くシノプシスからは，診療の裏付けとなる十分な情報を得られることが多い．

　例）NHS Centre for Reviews and Dissemination（CRD）など

● **Summaries（サマリー）**

　サマリーとは，診療上の特定の問題についてのエビデンスに基づく情報が統合された，定期的に更新される診療ガイドラインまたは教科書である．

　例）診療ガイドライン，DynaMed, UpToDate など

● **Systems（システム）**

　階層構造の下位階層の情報を個々の患者カルテと統合するシステムは，診療上の意思決定を裏付ける理想的なエビデンス情報源である．

b システマティックレビューの探し方

Syntheses（統合）に分類されるシステマティックレビューを公益財団法人日本医療機能評価機構 EBM 普及推進事業（Minds）では以下のように定義している[2].

「学術文献を系統的に検索・収集し，類似した研究を一定の基準で選択・評価を行ったうえで，明確で科学的な手法を用いてまとめる研究またはその成果物のこと．定性的システマティックレビューとして，様々なバイアスを評価し，要因ばく露/介入の効果への影響を推定するとともに統計学的な手法を用いて効果指標が定量的に統合されるメタアナリシスが行われる．システマティックレビューは，メタアナリシスを含まない場合もある.」

こうした条件を満たしたシステマティックレビューは信頼性が高いので最初に検索すべき対象といえる．システマティックレビューは主に以下のデータベースやサイトから検索する．

① The Cochrane Library で探す

The Cochrane Library には Cochrane Database of Systematic Reviews，通称CDSR またはコクランレビューというコクランが作成しているシステマティックレビューが掲載されている．完成したレビューと，作成中のプロトコルの2種類がある（検索方法は p.56 を参照）.

② 文献データベースで探す

PubMed には臨床支援の目的で Clinical Queries という画面に Systematic Review 検索窓が用意されている．その画面で疾患名を入れると簡単に探すことができる（検索方法は p.30 を参照）．医中誌 Web にも絞り込み画面に「メタアナリシス」という項目が用意されている．

③ PROSPERO で探す

PROSPERO はヨーク大学 Center of Reviews and Dissemination が運営するシステマティックレビューの登録データベースである[3].臨床試験と同様にシステマティックレビューが重複して行われないよう，プロトコルを登録しており，その進行状況も確認できる．

基本編では Single Studies（個別研究）を探すことができる文献検索データ

I 基本編

II 発展編

III 情報ソースのまとめ

ベース，PubMed と医中誌 Web の使い方を解説する．ほかにも文献検索データベースはたくさんあるが，基本的に国内で最もよく使われている医中誌 Web と PubMed を例にあげる．

なお，各データベースの詳細な解説・検索方法については成書や医科大学図書館のホームページ等を参照することをおすすめする．

3　キーワードとシソーラス

a　シソーラスとは

文献検索をするとき，医中誌 Web でも PubMed でも検索ボックスに思いついた言葉（キーワード）を入れればそれなりに検索してくれる．ところが図書館で検索方法を尋ねると "メッシュ"（MeSH）を使うことをすすめられ，「"メッシュ" って何？？」と思っている読者も多いことだろう．"メッシュ"（Medical Subject Headings：MeSH）とは PubMed で使われている統制語，シソーラスのことである．医中誌 Web では "医学用語シソーラス" と呼ぶ．文献検索データベースではキーワードを入れたときに論文そのもののフルテキストを探すわけではない．探すフィールドは大きく分けて 3 つあり，論題，抄録，そしてシソーラスである．

シソーラスとは，言葉を同義語や意味上の類似関係，包含関係などによって分類した辞書，あるいはデータベースのことである．一般的な辞書では，言葉は 50 音順に整理されているが，シソーラスでは言葉が大分類から小分類にかけて体系的に整理されている．そのため同義語から広義・狭義の類義語などを効率的に調べることが可能となっている[4]．

① 網羅性

たとえば「褥瘡」には褥創，とこずれ，圧迫性潰瘍など様々な言い回しがある．実際の論文の論題や抄録にどの言葉が使われていても，もしくは論題や抄録には出てこないが本文の内容から必要であれば，医中誌 Web の索引者は「褥瘡性潰瘍」というシソーラスを付けて漏れなく文献が探せるようにしてくれている（図2）．

② 体系性

同じく褥瘡でいえば褥瘡性潰瘍＜皮膚潰瘍＜皮膚疾患＜皮膚疾患と結合組織疾患，という体系付けがされている（図3）．この体系があるおかげで，ある

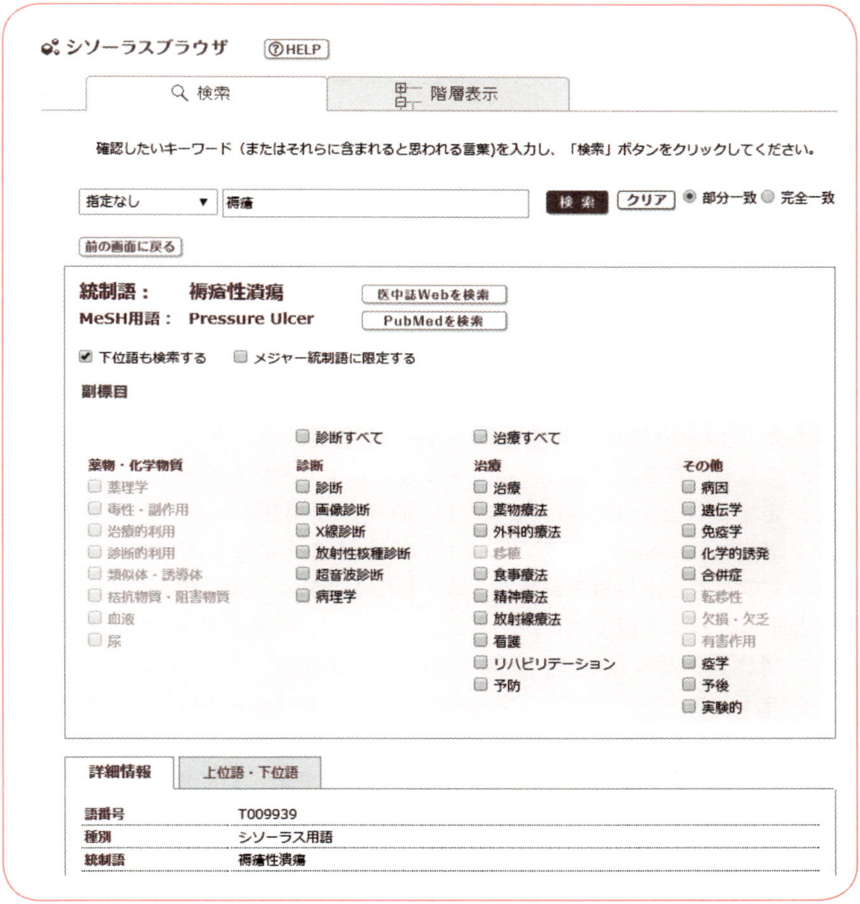

図2　医中誌シソーラス詳細画面

薬の効果を調べるのに「褥瘡性潰瘍」では文献がみつからなかったときに「皮膚潰瘍」に広げて検索することができる．これが「心疾患の緩和ケア」というテーマだったらどうだろう．「心臓疾患」というシソーラスを使わずに言葉だけで探そうとすると心疾患，心筋梗塞，心不全…と心臓の病名をすべて追加しなくてはならない．

③ 精度の向上

シソーラスはその論文の内容を表す主なものが付けられる．PubMed では 1

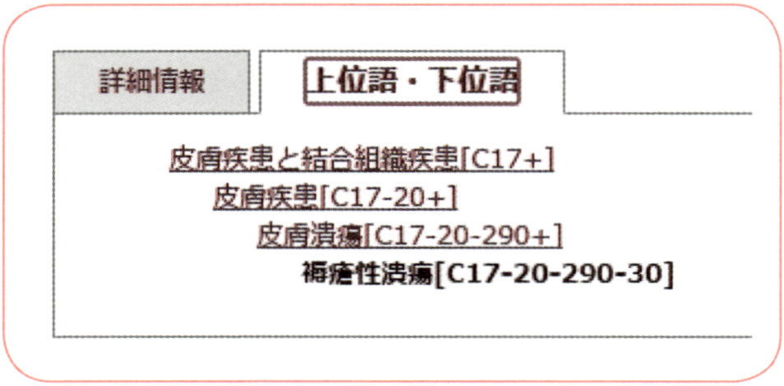

図3　医中誌シソーラス上位語・下位語画面

文献あたり 10〜20 語振られている．言葉だけで探すよりすでに重みをもっているのである．さらにメジャー指定することにより主題となっているシソーラスと指定することもできる．また，MeSH や医学用語シソーラスにはサブヘディング（Subheadings，副標目）が付けられるようになっていて，よりぴったりの文献が探せる仕組みがある．探す目的が診断なのか治療なのかをその疾患名と組み合わせて探すことができる．たとえば「脳梗塞患者のリハビリテーションプログラムの有用性」を調べるのに「脳梗塞」と「リハビリテーション」を掛け合わせただけでは「交通事故後のリハビリテーション中に脳梗塞を起こした症例」も含まれてしまう．ところが「脳梗塞 - リハビリテーション」とサブヘディングのかたちで検索することで件数を約 1/3 に減らすことができて，例のような不要なヒット（ノイズ）も減る．

　いかがだろう，図書館員がシソーラスにこだわる理由が理解できただろうか．もちろんすべてのキーワードがシソーラスになっているわけでもないし，そのままの言葉のほうがうまく探せることもあるのでシソーラスが必須というわけではない．

b　シソーラスの探し方とフリータームの入力方法

　シソーラスの探し方はいくつもある．どのデータベースにもシソーラスの確認画面が用意されているが，そこまではちょっと…という方向けの簡便な方法をお教えしよう．

1) Automatic Term Mapping

　PubMed の場合，一番簡単な方法は Automatic Term Mapping を利用すること

である．特別な何かをするわけではなく，通常 PubMed が勝手にやってくれる．

　再発肺がんの化学療法について調べるとしよう．PubMed の検索ボックスに【recurrent lung cancer chemotherapy】と入れてみる．すると約 2,600 件がヒットする．しかし，不要な文献（ノイズ）も多い．では，PubMed はどのような検索をしているのだろう．

● Automatic Term Mapping でつくられた検索式（Search details で確認）

> recurrent［All Fields］AND（"lung neoplasms"［MeSH Terms］OR（"lung"［All Fields］AND "neoplasms"［All Fields］）OR "lung neoplasms"［All Fields］OR（"lung"［All Fields］AND "cancer"［All Fields］）OR "lung cancer"［All Fields］）AND（"drug therapy"［Subheading］OR（"drug"［All Fields］AND "therapy"［All Fields］）OR "drug therapy"［All Fields］OR "chemotherapy"［All Fields］OR "drug therapy"［MeSH Terms］OR（"drug"［All Fields］AND "therapy"［All Fields］）OR "chemotherapy"［All Fields］）

　再発（黒字）と肺がん（赤字）と化学療法（背景赤色）が掛け合わされている．［All Fields］は雑誌名や著者の所属まで含むすべて（ただし，論文の本文は含まれない），［MeSH Terms］はシソーラス MeSH を，［Subheading］はサブヘディングを探すよう指定している．つまり（"lung"［All Fields］AND "cancer"［All Fields］）は lung と cancer がどこかに含まれていれば拾うよう指示していることになる．chemotherapy も同様，drug と therapy という言葉がどこかに入っているものすべてが拾われる．これではノイズが多いのも当然である．

　これを基本的にシソーラスだけにしてみる（先の式から不要な言葉を削除しコピペで入力するだけである）．

> recurrent［All Fields］AND "lung neoplasms"［MeSH Terms］AND "drug therapy"［Subheading］

　これで約 1,250 件，半数になる．しかし，実は " 再発 " および " がんの再発 " を表す MeSH があるのだが，この場合はうまくマッピングされていない．そこで次の方法も必要である．

2）ぴったりの文献の詳細画面で MeSH を確認する

先程の 1,250 件の中から「Nakayama N et al : A phase I study of S-1 in combination with nab-paclitaxel in patients with unresectable or recurrent gastric cancer. Gastric Cancer **20** : 350-357, 2017」の詳細画面を見てみた．付与されている MeSH は以下のとおりである（一部省略）．

MH - Antineoplastic Combined Chemotherapy Protocols/*therapeutic use

MH - Drug Combinations

MH - Follow-Up Studies

MH - Liver Neoplasms/*drug therapy/secondary

MH - Lung Neoplasms/*drug therapy/secondary

MH - Lymphatic Metastasis

MH - Maximum Tolerated Dose

MH - Neoplasm Invasiveness

MH - Neoplasm Recurrence, Local/*drug therapy/pathology

MH - Neoplasm Staging

がんの再発の MeSH（Neoplasm Recurrence, Local）発見！しかし 1 件だけでなく必ずいくつかの文献で見比べてみたほうがいい．

ほかにもいろいろな方法があるがそれは発展編で解説する．ここではおまけとしてさらに便利なフリーの日本語ツールからの検索方法をご紹介する．

3）ライフサイエンス辞書を利用する（図 4）

インターネット上にある医学辞書であるライフサイエンス辞書は，京都大学大学院薬学研究科の金子周司先生が開発した生命科学向けの辞書サービスで，生命科学用語について総合的で新しい語彙を収録した英日対訳辞書である[5]．この辞書を，英語からでも日本語からでも検索し，その結果表示の画面にある PubMed というアイコンをクリックすることにより PubMed の検索画面へとぶことができる．この際 PubMed 検索に使用されている検索語が示されるが，ここでは多くの場合 MeSH に変換されて表示されるので，該当の MeSH を知ることができる．

4）医中誌 Web のシソーラス参照を利用する（図 5, 6）

医中誌 Web においても，PubMed 同様の索引システムが取り入れられており，そのシソーラス用語（PubMed の MeSH にあたる）の多くは MeSH を日本語訳したものが用いられている．医中誌 Web でそのシソーラス用語を探すた

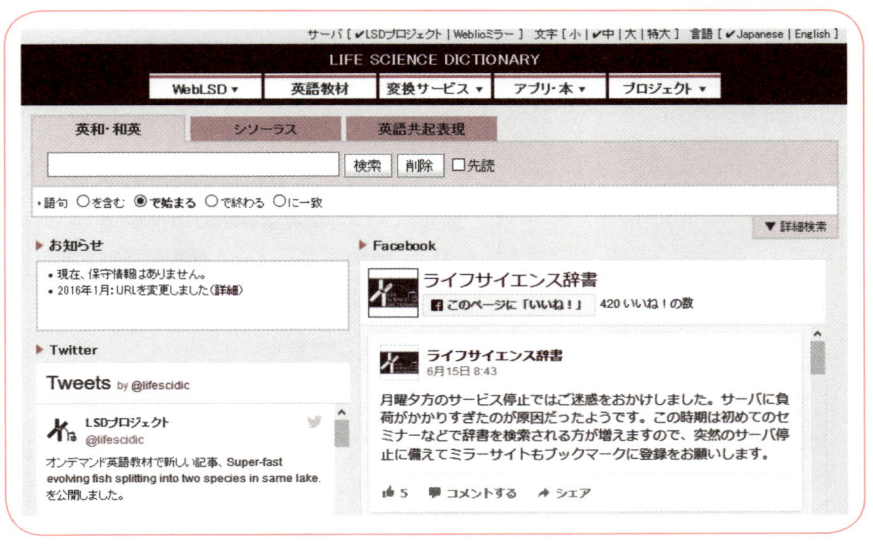

図 4　Life Science Dictionary プロジェクト（Web LSD）

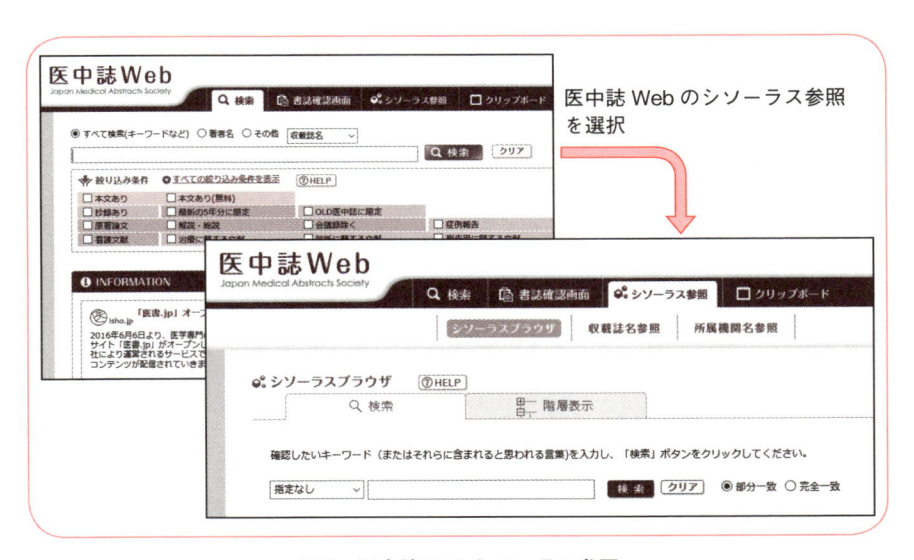

図 5　医中誌 Web シソーラス参照

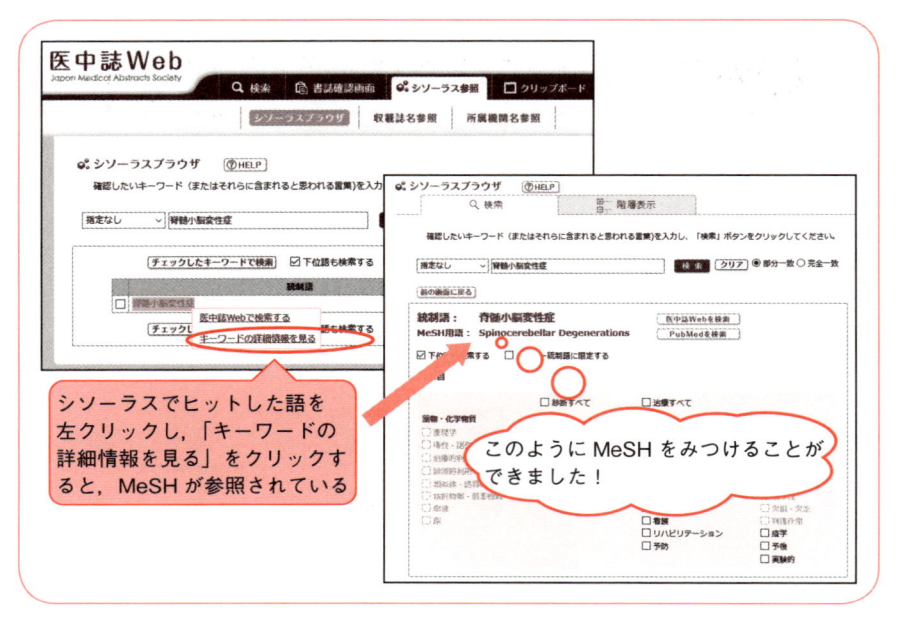

図6　検索例：脊髄小脳変性症

めにはシソーラスブラウザと呼ばれるユーティリティを利用するが，そこに示されたシソーラス用語にはほぼ対応する MeSH が示されている．したがって医中誌 Web のシソーラスブラウザを利用して MeSH をみつけることができる[6]．医中誌 Web は有料データベースであるが，シソーラスブラウザは無料で公開されているので，誰でも利用できる．その機能は有料版とほぼ同じである．

　さあ，これで MeSH は万全！でもそれでは最新文献が落ちてしまうのではないかとご心配の方に，さらなる改良方法をお教えしよう．

c　フリータームの入れ方

1)　熟語はダブルクオーテーションで括る

　先程例にあげたように，2つの単語を入れても PubMed は熟語とは解せず，AND 検索してしまう．これを防ぐにはダブルクオーテーションで括る．"lung cancer"，"drug therapy" とするとばらばら事件は起きない．ただし，不便なこともある．ダブルクオーテーションで括ると PubMed は Automatic Term Mapping をしてくれない．"lung cancer" と入れると "lung cancer"［All Fields］

という指示をするだけで "Lung Neoplasms"［MeSH］は探さなくなる．もし "lung cancer" も探したいのであれば以下のようにするのが正解である．

> "Lung Neoplasms"［MeSH］OR "lung cancer"［TIAB］

　肺がんについて探すのに所属や雑誌名は必要ない．［All Fields］ではなく［TIAB］とすると論題と抄録だけを探してくれる．

2) トランケーションを活用する

　単語の語尾変化が考えられるとき，語幹にアスタリスク（*）を付けると前方一致の検索ができる．たとえば先程の再発だが recurrent だけでなく recurrence も必要だろう．そういう場合，recurren* と入力することで recurrent も recurrence も探してくれる．ただし，以下の 3 点に注意すること（あくまでも PubMed の場合であり，データベースにより異なる）．

　① **熟語は注意**．drug でも drugs でもヒットするように "anti-neoplastic drug*" と入れてもダブルクオーテーションで括られるとトランケーションは働かず drugs は探してくれない．

　② **打ち切りに注意**．cancer* と入れた場合，以下のような注意が示される．
　Wildcard search for 'cancer*' used only the first 600 variations. Lengthen the root word to search for all endings.
　これはバリエーションが多すぎるので最初の 600 までで打ち切ったということである．こうした場合は面倒でも必要な言葉を OR で結んで入れる．

　③ **中間には使えない**．ischemic も ischaemic も必要な場合は ischemic OR ischaemic とする．

3) 検索フィールドの指定

　検索する際に言葉だけ入れると PubMed も医中誌 Web も基本的にシソーラス＋ All Field で検索してくれる．だが，この All Field は親切なようでけっこうノイズのもとになっている．たとえば医中誌 Web で " 看護 " と入れてみよう．雑誌名や所属などすべて拾っていることがわかる（図 7）．

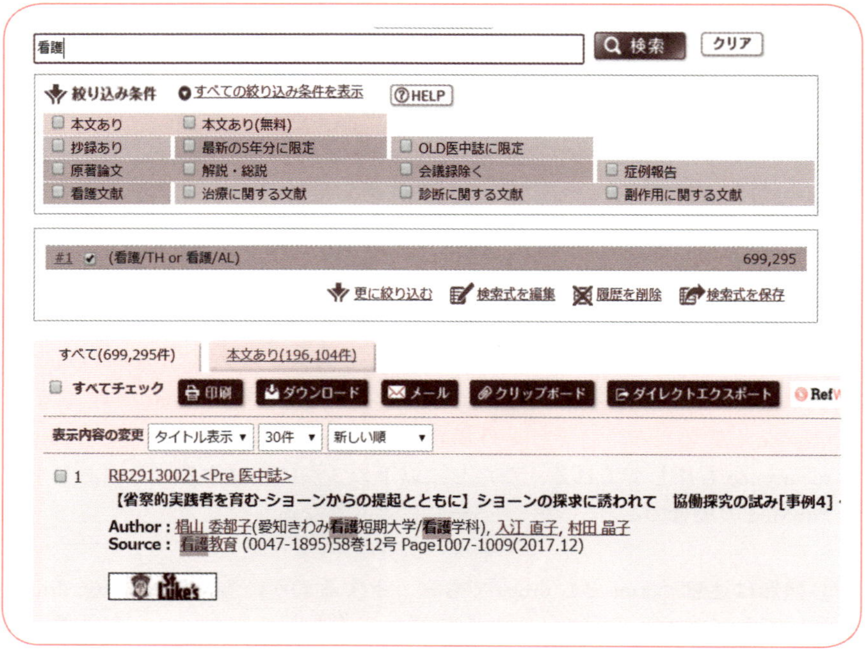

図 7　医中誌 Web 検索画面

　ある疾患の看護について知りたいのであれば（看護 /TH ~~or 看護 /AL~~）の or 以下を削除し看護 /TH（および副標目）で再度検索する．同様に " 川崎病 " も所属が川崎病院の人の論文をすべて探してくる．この場合も川崎病 /TH or 川崎病 /AL ではなく川崎病 /TH or 川崎病 /TA（←論題と抄録）とするとよい．覚えておくとよい検索項目の一部を**表 1** に示す．

4　文献検索の基本的流れ

　ここからは一般的な文献検索の流れを紹介しよう．

a　疑問の定式化（PICO）

　PICO とはあなたのもっている臨床上の疑問（クリニカルクエスチョン：CQ）や研究テーマとしたい疑問（リサーチクエスチョン：RQ）を P・I・C・O という 4 つの構成要素に整理して検索が実行可能なかたちにする方法であ

表1　**検索フィールド**

検索項目	PubMed［略名］*	医中誌 Web
シソーラス	MeSH［MH］	TH
主要シソーラス	MeSH Major Topic［MAJR］	MTH
論題	Title［TI］	TI
論題・抄録	Title / Abstract［TIAB］	TA
出版タイプ	Publication Type［PT］	RD
薬理学的作用をもつ物質	Pharmacological Action［PA］	該当なし

詳細は以下を参照.
・PubMed Search Field Descriptions and Tags〔https://www.ncbi.nlm.nih.gov/books/NBK3827/#pubmedhelp. Search_Field_Descriptions_and〕
・医中誌 Web 一次検索項目の詳細〔http://www.jamas.or.jp/web_help5/field.html〕
*PubMed の場合，検索フィールドを示すタグの表記にはバリエーションがある．［MeSH Terms］［MeSH］［MH］さらに大文字・小文字も区別なく，MeSH を現わしている．

る．PICO については本章「B. PICO とクリニカルクエスチョン（CQ）」に詳細があるので是非合わせて読んでほしい．

　さて，慢性腰痛で経過をみている 50 歳女性の患者さんに「腰痛でも運動したほうがいいですか？」と相談されたとしよう．それを PICO で表すと以下のようになる．

　P：腰痛のある 50 歳の女性
　I：運動
　C：（必要に応じて設定）運動しない
　O：腰痛の軽減
　さらにそこからキーワードを抽出し，MeSH を探すと次のようになる．

I 基本編
II 発展編
III 情報ソースのまとめ

CQ1「慢性腰痛の患者が運動すると腰痛が軽減するか？」

PICO	疑　問	キーワード（英語）	MeSH
P	腰痛のある 50 歳の女性	low back pain	Low Back Pain
I	運動療法	exercise	Exercise, Exercise Therapy
C	なし		
O	腰痛の軽減	pain	Pain, Pain Management

男女差で違いがある場合や年齢が問題になる場合は，それも P に加える．この例では，もし患者が 70 歳であれば "Aged"（高齢者）を加えたほうがいいだろう．

b 論理演算

　フリータームやシソーラスは論理演算を使って組み合わせる．先の例だと I と O に 2 つの MeSH があるのでそれらは OR で足し，P×I×C×O または P×（I＋C）×O で掛け合わせる．（図 8）4 つが重なった部分が目的の文献である．検索の目的により MeSH だけ使うこともあるし，フリータームと MeSH を OR で足す場合もある．

c 絞り込み

　フリータームやシソーラスを掛け合わせたら必要な条件に絞り込む（対象は成人，言語は英語など）．必要とする文献タイプも絞り込み項目になっていることもある．PubMed では Filter，医中誌 Web では絞り込みという．キーワー

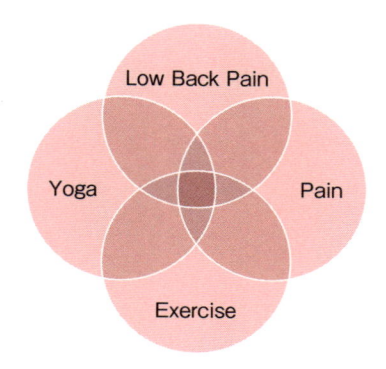

図 8　論理演算

ドの入力前に設定しておくこともできるが件数をみてから絞り込んだほうが安全である．

5 検索結果と検索式の保存 ••••••••••••••••••••••••••••••

検索が終了し，必要な文献が得られたら文献リストと検索式を保存しておこう．保存した検索式から定期的に追加文献が届くようにすることもできる．

a 文献リストの保存

主な方法は3つ．①メールで自分宛に送付する，②ダウンロードしてEndNote などの文献管理ソフトに保存する，③ My NCBI などの個人登録機能を利用する，がある．

① メールで送る

PubMed は文献一覧画面の右上　Send to → Choose Destination → E-mail から，医中誌 Web は文献一覧画面の中央「メール」から自分のメールアドレスに検索結果を送ることができる（図9）．

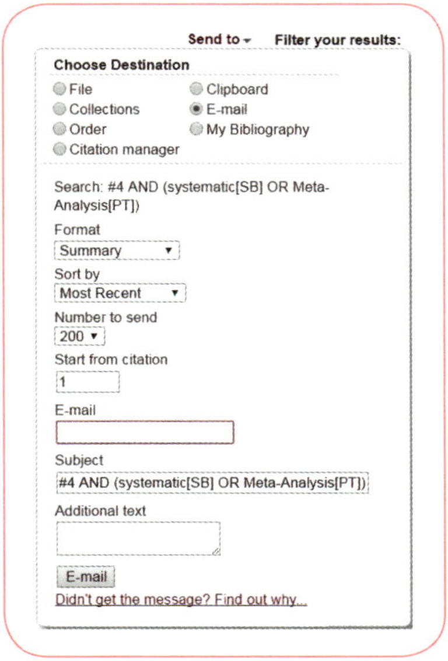

図9　メール送付選択画面

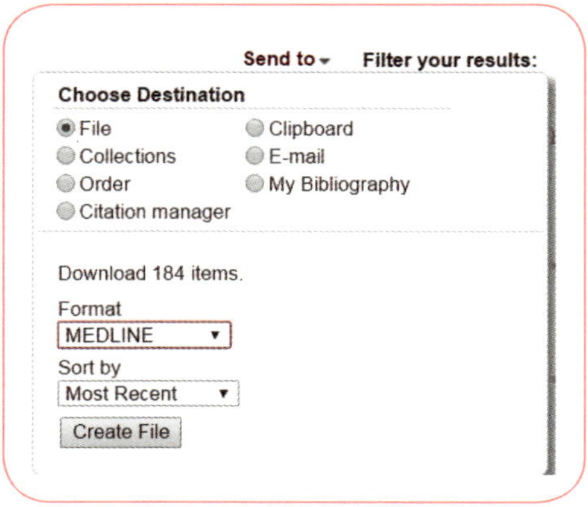

図 10　保存画面

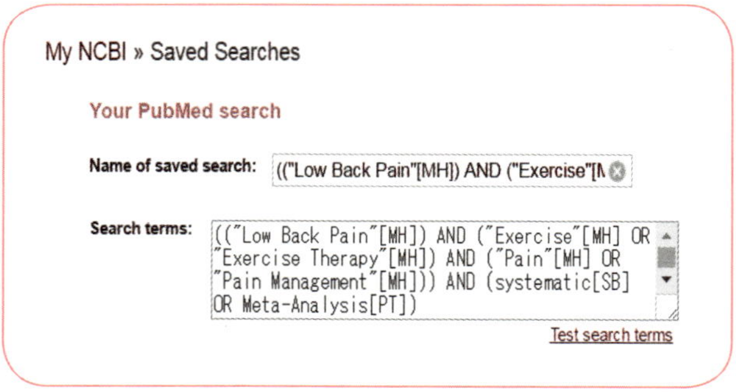

図 11　ネスティングにした検索式

② 文献管理ソフト等への取り込み

EndNote や RefWorks など文献管理ソフトを利用するときは MEDLINE 形式などテキストファイルで保存する（図 10）．

③ 個人登録機能（My NCBI）の利用

PubMed では My NCBI*の Collections に検索結果を保存しておくこともできる．

---

* My NCBI：PubMed の検索式，検索結果，自分の文献リストなどを保存することができる．画面表示などのカスタマイズもできる．

History			Download history Clear history	
Search	Add to builder	Query	Items found	Time
#5	Add	Search #4 AND (systematic[SB] OR Meta-Analysis[PT])	184	20:35:08
#4	Add	Search #1 AND #2 AND #3	1702	20:19:14
#3	Add	Search "Pain"[MH] OR "Pain Management"[MH]	363351	20:18:55
#2	Add	Search "Exercise"[MH] OR "Exercise Therapy"[MH]	186985	20:18:00
#1	Add	Search "Low Back Pain"[MH]	18547	20:17:17

図 12　Download history

b 検索式の記録・保存

　検索式は括弧や AND・OR を用いて 1 行（ネスティング）にして保存すると便利．コピペで検索結果をいつでも再現できる（図 11）．それを My NCBI や My 医中誌に登録しておくと定期的に追加された新しい文献をメールで送付してくれる機能もある．

　もう 1 つの方法としては，Advanced 画面の Download history を使い，CSV で保存することもできる（図 12）．

□□ 文　献

1）GRADE システム．事前評価ずみエビデンスの階層（Hynes "6S"）〔http://www.grade-jpn.com/hynes6s.html〕（2018 年 12 月 7 日閲覧）
2）Minds 診療ガイドライン作成マニュアル 2017 重要用語集〔http://minds4.jcqhc.or.jp/minds/guideline/pdf/manual_8_2017.pdf〕（2018 年 12 月 7 日閲覧）
3）PROSPERO〔https://www.crd.york.ac.uk/prospero/〕（2018 年 12 月 7 日閲覧）
4）WEBLIO 辞書．IT 用語辞書バイナリ〔https://www.weblio.jp/content/ シソーラス〕（2018 年 12 月 7 日閲覧）
5）ライフサイエンス辞書〔http://lsd-project.jp/cgi-bin/lsdproj/ejlookup04.pl〕（2018 年 12 月 7 日閲覧）
6）医学用語シソーラス．シソーラスブラウザ〔http://thesaurus.jamas.or.jp/〕（2018 年 12 月 7 日閲覧）

I 基本編

II 発展編

III 情報ソースのまとめ

PICO と
クリニカルクエスチョン（CQ）

　クリニカルクエスチョンは，臨床現場で標準化されていない，または有効性が検証されていない介入が，これまでの診療よりも優れているかなど，臨床現場で多くの人が疑問に思っている事項や重要臨床課題を疑問文として定型化することである．これは，基礎研究における仮説（リサーチクエスチョン）検証と同じで，介入群が比較群より優れているか検討可能な課題，つまり比較効果研究（Comparative Effectiveness Research：CER）[1] を選定することが重要である．

　次に，重要臨床課題を PICO（P：Patients, Problem, Population, I：Interventions, C：Comparisons, Controls, Comparators, O：Outcomes）の成分に分類する [2, 3]．

 P の設定

　P（Patients, Problem, Population）では，介入の対象の性別や年齢などの背景を明確にする．疾患や病態，症状等，特定の地理的要件なども記載する．患者の年齢によって介入の選択肢が異なる状況がある場合には，年齢層別に CQ を設定することも検討する．

 I／C の設定

　I（Interventions）とは，設定した P に対して行うことを推奨するかどうか検討する介入の選択肢，C（Comparisons, Controls, Comparators）は 比較群である．I と C は別々に設定されることもあるが，2 つの介入を比較する際にどちらを I としてどちらを C とするべきか判断できない場合や，3 つ以上の介入を同列に検討したい場合もあり得るため，P に対して行うことを推奨するかどうか検討したい介入の選択肢を並列にリストアップする．対照群は無治療（プラセボ）と比較されることもある．

O の設定 ●●●●●●●●●●●●●●●●●●●●●

O（Outcomes）とは介入の結果として起こりうるアウトカム（転帰事象）で，患者にとって望ましい効果と望ましくない効果の両方のアウトカムを取りあげる．望ましい効果は，益のアウトカムともいい，死亡率の低下，QOL の向上，入院の減少など患者にとって重要なアウトカムを設定する．望ましくない効果とは，有害事象，負担など害のアウトカムである．可能な限り，検査値の変化など，臨床医が重視するかもしれない代理，代替，生理学的アウトカムでなく，患者にとって重要なアウトカムを設定する．

 PICO の構成要素から CQ を作成 ●●●●●●●●●●●●●●●

上記のプロセスで抽出した構成要素（P，I／C）を用いて CQ を疑問文で表現する．P，I によって効果が異なる場合は，CQ をさらに分けることも検討する．コスト，害のアウトカムが一緒に設定されている研究では，積極的に害についてもシステマティックレビューを行う．副作用など望ましくない効果が，望ましい効果に比べて十分に大きい場合は，コスト，害に対する検索を独立して行う必要がある．

CQ 例：P に対して，I は C よりも治癒率を向上させるか．

（害が大きいことが想定される場合：本章「3a. 害の検索」参照）

P に対して，I は C よりも副作用を増加させるか．

⇒複数の益と害のアウトカムをまとめて，診療ガイドラインの CQ では，"有効か"や"推奨されるか"などと表現されることが多い．

 PICO の成分を用いたキーワードの選定 ●●●●●●●●●●●●●

図 1 に効率的な文献検索の概要を示す．基礎編では，特異度を優先した絞り込み検索を行うが，感度を優先した絞り込み検索では，原則として P と I を組み合わせて検索を行う．文献検索結果件数が多すぎる場合には，研究方法，研究デザインで絞り込むことも一案だが，網羅的検索で O を AND で追加してもよい．特に，既存のシステマティックレビューで CQ に一致したメタアナリシスがすでに行われている場合，追加論文を検索するにはアウトカム指標を入れて検索すると効率的である．このように，文献検索を正しく行うには，CQと PICO の理解が重要である．

Ⅰ　基本編

Ⅱ　発展編

Ⅲ　情報ソースのまとめ

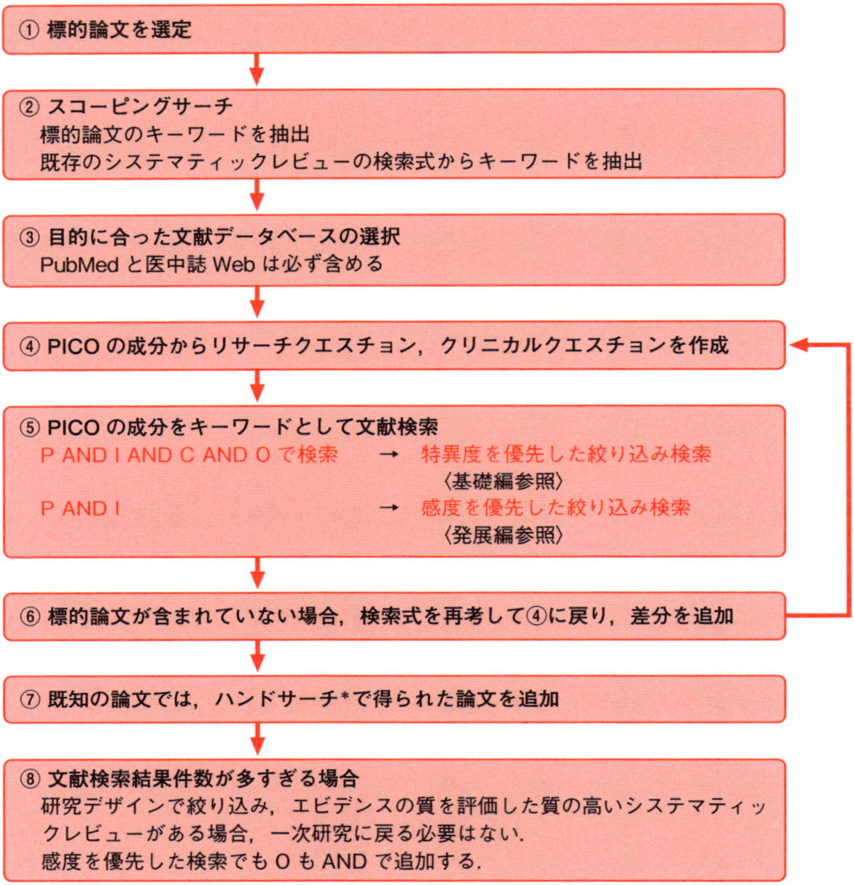

① 標的論文を選定

② スコーピングサーチ
標的論文のキーワードを抽出
既存のシステマティックレビューの検索式からキーワードを抽出

③ 目的に合った文献データベースの選択
PubMed と医中誌 Web は必ず含める

④ PICO の成分からリサーチクエスチョン，クリニカルクエスチョンを作成

⑤ PICO の成分をキーワードとして文献検索
P AND I AND C AND O で検索　　→　特異度を優先した絞り込み検索
〈基礎編参照〉
P AND I　　　　　　　　　　　　→　感度を優先した絞り込み検索
〈発展編参照〉

⑥ 標的論文が含まれていない場合，検索式を再考して④に戻り，差分を追加

⑦ 既知の論文では，ハンドサーチ*で得られた論文を追加

⑧ 文献検索結果件数が多すぎる場合
研究デザインで絞り込み，エビデンスの質を評価した質の高いシステマティックレビューがある場合，一次研究に戻る必要はない．
感度を優先した検索でも O も AND で追加する．

図 1　効率的文献検索の流れ

＊ハンドサーチについては p.93 を参照

📖 文　献

1) Institute of Medicine (US) Committee on Standards for Systematic Reviews of Comparative Effectiveness Research ; Eden J et al : Finding What Works in Health Care : Standards for Systematic Reviews. National Academies Press, Washington (DC), 2011
2) Richardson WS et al : The well-built clinical question : a key to evidence-based decisions. ACP J Club 123 : A12-13, 1995
3) 公益財団法人日本医療機能評価機構；小島原典子ほか：Minds 診療ガイドライン作成マニュアル 2017〔http://minds.jcqhc.or.jp/s/doc_tool_manual〕（2018 年 12 月 7 日閲覧）

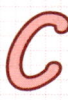
効率的な文献検索：
日常の疑問を解決する

特定の文献を探す ●●●●●●●●●●●●●●●●●●●●●●●●●●●●●●●●●●●

　新聞やニュースで話題になっている論文や参考文献のページ調査などの場合，素早く確認できる画面が用意されている．PubMed は Single Citation Matcher，医中誌 Web は書誌確認である．雑誌名や論題，発行年，ページなどわかっている項目を入力すると候補となる論文が示される．項目が埋まるほど，特定の文献に行きつきやすい．特に始まりのページ入力が有効なことが多い．

　例をあげよう．ニュースで糖尿病治療薬の記事（図1）が目に留まったとする．これを PubMed Single Citation Matcher で検索してみる．雑誌名と著者名を入れただけで目的の論文がヒットした（図2, 3）．ちなみにこの論文の場合，鵜殿教授は筆頭著者ではないので図2の丸印にチェックをするとヒットしない．

糖尿病治療薬メトホルミンによる制御性T細胞の抑制効果を発見

　岡山大学大学院医歯薬学総合研究科免疫学分野の鵜殿平一郎教授、柴川伸吾助教と口腔顎顔面外科学分野の佐々木朗教授、國定勇希大学院生の共同研究グループは、2型糖尿病治療の第一選択薬であるメトホルミンが、がん局所に存在する制御性T細胞の増殖と機能を抑制することを明らかにしました。本研究成果は10月15日、*Cell Press*と*The Lancet*のパートナー科学雑誌「*EBioMedicine*」のResearch Article（Online版）として掲載されました。
　がん局所に浸潤した制御性T細胞は免疫細胞の一種ですが、がん細胞を攻撃する細胞傷害性T細胞の機能を抑制することが知られています。メトホルミンによる制御性T細胞の抑制効果は、がんに対する免疫作用を増強することにつながり、がんの免疫治療に貢献できる可能性が明らかになりました。

図1　糖尿病治療薬のニュース

〔糖尿病治療薬メトホルミンによる制御性 T 細胞の抑制効果を発見〔https://www.okayama-u.ac.jp/tp/release/release_id507.html〕より引用〕

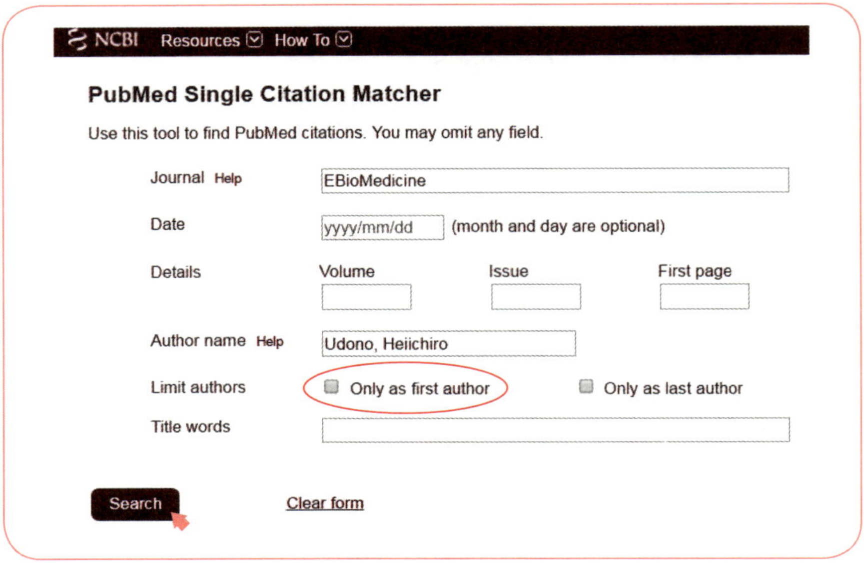

図2　PubMed Single Citation Matcher

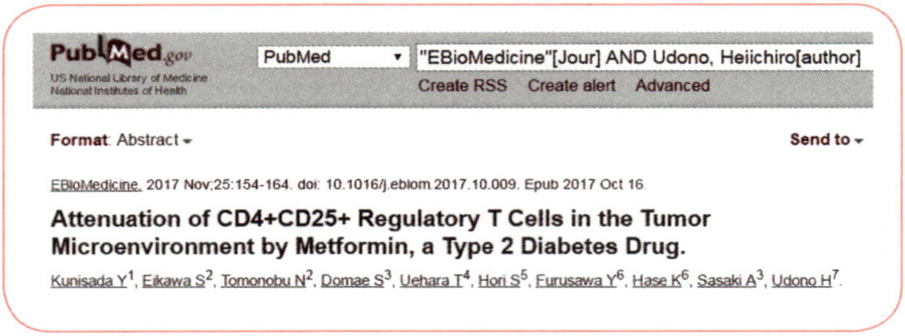

図3　ヒットした文献

2 臨床上の疑問の答えを素早く探す ●●●●●●●●●●●●●●●●●●●

　日々医療の現場では，診断，治療，患者ケア，医療技術，薬や医療技術など様々な疑問が浮かぶだろう．多くは教科書を調べることや，同僚や上司に聞くことで解決できるかもしれない．そうでない場合は診療ガイドラインやUpToDate，DynaMed などの EBM ツールを参照するのが一番手軽だがその疑問が取りあげられているとは限らないだろう．そこで文献検索を行うことになる．言い換えれば PubMed や医中誌 Web で素早くエビデンスの高い文献を探

す方法が分かっていれば，どんなときも役に立つ．ポイントは3つ．シソーラス，サブヘディング（医中誌では副標目），文献タイプを使って探すことである．

　ここからは具体的な PubMed 検索例をあげる．

> **CQ2**「風邪（ウイルス性上気道炎）に抗菌薬を内服すると症状が軽減されるか？」

 CQ2 の PubMed での検索例（検索日 2018 年 1 月 14 日）

PICO	キーワード（英語）	MeSH
P	coryza	Common Cold
I	antibacterial agent	Anti-Bacterial Agents

●単純にキーワードを AND 検索した場合

coryza AND antibacterial agent →約 500 件
検索の詳細：("common cold" [MeSH Terms] OR ("common" [All Fields] AND "cold" [All Fields]) OR "common cold" [All Fields] OR "coryza" [All Fields]) AND ("anti-bacterial agents" [Pharmacological Action] OR "anti-bacterial agents" [MeSH Terms] OR ("anti-bacterial" [All Fields] AND "agents" [All Fields]) OR "anti-bacterial agents" [All Fields] OR ("antibacterial" [All Fields] AND "agent" [All Fields]) OR "antibacterial agent" [All Fields])

●MeSH とサブヘディングを用い，文献タイプを RCT とした場合

"common cold/drug therapy" [MeSH Terms] AND ("anti-bacterial agents" [Pharmacological Action] OR "anti-bacterial agents" [MeSH Terms]) AND "Randomized Controlled Trial" [PT] →　10 件弱

Ⅰ　基本編

Ⅱ　発展編

Ⅲ　情報ソースのまとめ

CQ1「慢性腰痛の患者が運動すると腰痛が軽減するか？」

 CQ1 の PubMed での検索例（検索日 2018 年 1 月 14 日）

PICO	キーワード（英語）	MeSH
P	low back pain	"Low Back Pain"［MeSH］
I	exercise	"Exercise Therapy"［MeSH］, "Exercise"［MeSH］

● **単純にキーワードを AND 検索した場合**

> low back pain AND exercise → 約 3,500 件
> 検索の詳細：("low back pain"［MeSH Terms］OR ("low"［All Fields］AND "back"［All Fields］AND "pain"［All Fields］) OR "low back pain"［All Fields］) AND ("exercise"［MeSH Terms］OR "exercise"［All Fields］)

● **MeSH とサブヘディングを用い，文献タイプをシステマティックレビューとした場合**

> "Low Back Pain/therapy"［Mesh］AND ("Exercise Therapy"［Mesh］OR "Exercise"［Mesh］) AND (systematic［SB］OR Meta-Analysis［PT］) → 約 180 件

　このようにポイントも件数も絞った検索をすることができる．

3 Clinical Queries

　Clinical Queries は Hynes らが開発した臨床上の問題を素早く検索するためにつくられた画面で，PubMed の Top ページ PubMed Tools から入ることができる．Clinical Study Categories, Systematic Reviews, Medical Genetics の 3 つが並んでいる（**図 4**）．ただし，システマティックレビューを作成するための検索には使用しないよう注意書きされている．

① Clinical Study Categories
　治療，診断といった目的別検索をする場合は Clinical Study Categories の結果

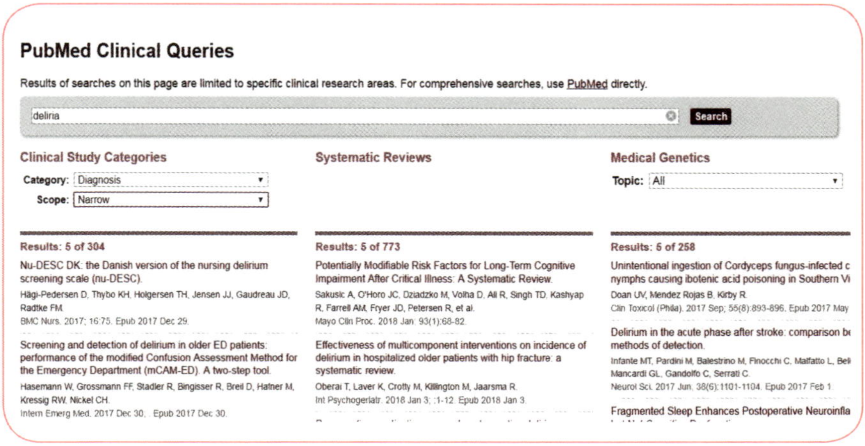

図4　Clinical Queries

をみる．病名のキーワード（または MeSH）を入力すると Clinical Study Categories の欄に Category と Scope を選択する画面が表示される．Category は Etiology, Diagnosis, Therapy, Prognosis, Clinical prediction guides の5つのうちから，Scope は Broad（広い）か Narrow（狭い）のどちらかを選ぶ．

　たとえばせん妄の治療について調べてみよう．サーチボックスに "delirium" と入力し，Category：Therapy，Scope：Narrow とすると約300件，Scope：Broad では約6,000件である．ここを使わずに PubMed 画面で "delirium therapy" とキーワードをそのまま入れると約9,000件なので Narrow はかなり絞り込まれていることがわかる．それぞれには図5のような検索式が埋め込まれている．

② Systematic Reviews

　システマティックレビューを探すフィルタ．システマティックレビュー，メタアナリシス，reviews of clinical trials, evidence-based medicine, consensus development conferences, そしてガイドラインを探してくれる．この画面を使わなくても PubMed 画面で systematic［SB］と入力して掛け合わせても，PubMed 画面のフィルタを使っても同じ結果となる．

③ Medical Genetics

　疾患を遺伝学的視点から検索するフィルタ．診断，鑑別診断，臨床記述，管

Ⅰ 基本編

Ⅱ 発展編

Ⅲ 情報ソースのまとめ

Category	Optimized For	Sensitive/ Specific	PubMed Equivalent
therapy	sensitive/broad	99%/70%	((clinical[Title/Abstract] AND trial[Title/Abstract]) OR clinical trials as topic[MeSH Terms] OR clinical trial[Publication Type] OR random*[Title/Abstract] OR random allocation[MeSH Terms] OR therapeutic use[MeSH Subheading])
	specific/narrow	93%/97%	(randomized controlled trial[Publication Type] OR (randomized[Title/Abstract] AND controlled[Title/Abstract] AND trial[Title/Abstract]))
diagnosis	sensitive/broad	98%/74%	(sensitiv*[Title/Abstract] OR sensitivity and specificity[MeSH Terms] OR diagnose[Title/Abstract] OR diagnosed[Title/Abstract] OR diagnoses[Title/Abstract] OR diagnosing[Title/Abstract] OR diagnosis[Title/Abstract] OR diagnostic[Title/Abstract] OR diagnosis[MeSH:noexp] OR diagnostic * [MeSH:noexp] OR diagnosis,differential[MeSH:noexp] OR diagnosis[Subheading:noexp])
	specific/narrow	64%/98%	(specificity[Title/Abstract])
etiology	sensitive/broad	93%/63%	(risk*[Title/Abstract] OR risk*[MeSH:noexp] OR risk *[MeSH:noexp] OR cohort studies[MeSH Terms] OR group[Text Word] OR groups[Text Word] OR grouped [Text Word])
	specific/narrow	51%/95%	((relative[Title/Abstract] AND risk*[Title/Abstract]) OR (relative risk[Text Word]) OR risks[Text Word] OR cohort studies[MeSH:noexp] OR (cohort[Title/Abstract] AND study[Title/Abstract]) OR (cohort[Title/Abstract] AND studies[Title/Abstract]))
prognosis	sensitive/broad	90%/80%	(incidence[MeSH:noexp] OR mortality[MeSH Terms] OR follow up studies[MeSH:noexp] OR prognos*[Text Word] OR predict*[Text Word] OR course*[Text Word])
	specific/narrow	52%/94%	(prognos*[Title/Abstract] OR (first[Title/Abstract] AND episode[Title/Abstract]) OR cohort[Title/Abstract])
clinical prediction guides	sensitive/broad	96%/79%	(predict*[tiab] OR predictive value of tests[mh] OR score[tiab] OR scores[tiab] OR scoring system[tiab] OR scoring systems[tiab] OR observ*[tiab] OR observer variation[mh])
	specific/narrow	54%/99%	(validation[tiab] OR validate[tiab])

図5　Filter 詳細

理，遺伝カウンセリング，分子遺伝学，遺伝検査の7つとそれらを統合する All が用意されている．

臨床研究・看護研究のための文献検索：発表・投稿に活用する

1 文献検索の目的

　臨床研究・看護研究等を行う第一の目的は自身の経験や取り組みにより医療を向上させることにある．福井らは「臨床研究を行うにあたり文献検索は重要な技術の1つであり，論文執筆のすべてのセクションと関連している」としている（**表1**）[1]．

　特に「（目的）研究テーマが適切（新たな知見）かの指標の確認」にあたっては先行研究を確実に調べておく必要がある．この項ではこうした場合に必要な見逃しのない文献検索法について解説する．

表1　文献検索の目的

- （背景）研究分野の背景のレビュー
- （目的）研究テーマが適切（新たな知見）かの指標
- （方法）研究デザイン・分析法の確認
- （考察）新たに得られた結果の根拠・位置付け
- →すべての項目で文献検索は重要である

2 シソーラスとフリータームを組み合わせた検索

　研究目的に文献を検索する場合，シソーラスだけ，または思いついたキーワード（フリーターム）だけで検索すると必要な文献が漏れてしまう可能性が大きい．ここでは両者をうまく組み合わせて検索する方法を解説する．

CQ3「急性虫垂炎に対して抗菌薬投与は手術と比べて治癒率を向上させるか？」

CQ3 の PubMed での検索例（検索日 2018 年 1 月 14 日）

PICO	キーワード（英語）	MeSH
P	Acute appendicitis	"Appendicitis"［MeSH］
I	Antibiotics	"Anti-Bacterial Agents"［MeSH］, "Anti-Bacterial Agents"［Pharmacological Action］
研究デザイン	RCT	"Randomized Controlled Trial"［PT］

　この場合最もシンプルな検索は "Appendicitis"［MeSH］AND "Anti-Bacterial Agents"［MeSH］（約 1,000 件弱）である．これをブラッシュアップすると以下のとおりになる．

#1　"appendicitis"［TIAB］OR "Appendicitis"［MeSH］
#2　antibiotic*［TIAB］
#3　"Anti-Bacterial Agents"［MeSH］
#4　"Anti-Bacterial Agents"［Pharmacological Action］
#5　#2 OR #3 OR #4
#6　#1 AND #5
#7　"Appendicitis/drug therapy"［MeSH］
#8　#6 OR #7

ポイント 1　［TIAB］は論題か抄録にこの語句が出てくるもの
ポイント 2　アスタリスクは前方一致を表す
ポイント 3　［Pharmacological Action］は薬理学的作用をもつ物質．この効能をもつ薬品名が入っている．
ポイント 4　虫垂炎の薬物治療であれば抗生物質と入れなくても #7 のとおりでほぼ特定できる

　結果は約 1,800 件．これをランダム化比較試験（RCT）に絞ってみよう．
　"Randomized Controlled Trial"［PT］を掛け合わせる（またはフィルタを使う）と結果は約 200 件となった．
ポイント 5　より見逃しを防ぐには，コクランの RCT フィルタ[2]を使うことも検討する．

Clinical Study
　Clinical Trial
　　　Adaptive Clinical Trial
　　　Clinical Trial, Phase I
　　　Clinical Trial, Phase II
　　　Clinical Trial, Phase III
　　　Clinical Trial, Phase IV
　　　Controlled Clinical Trial
　　　　　Randomized Controlled Trial +

図1　Clinical Trial の下位語

ポイント6 RCT が少なかった場合は上位の Publication Type，"Controlled Clinical Trial"［PT］または "Clinical Trial"［PT］を使うことも検討しよう．ちなみに "Randomized Controlled Trial"［PT］OR "Controlled Clinical Trial"［PT］という式を時々みかけるが "Controlled Clinical Trial"［PT］を使った場合，これが上位なのでわざわざ RCT を追加する必要はない（図1）．

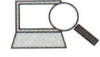 **CQ3 の医中誌 Web での検索例（検索日 2018 年 1 月 14 日）**

PICO	キーワード	同義語	医学用語シソーラス
P	急性虫垂炎	盲腸，盲腸炎*	虫垂炎
I	抗菌薬	抗生物質	抗細菌剤
研究デザイン	RCT	ランダム化比較試験	ランダム化比較試験

*盲腸に発生した炎症．盲腸そのものの原因としては憩室，腸結核，クローン病，ベーチェット病などがあるが，虫垂炎が盲腸に波及して生ずる場合が多い．白血病その他の悪性腫瘍への化学療法中で骨髄抑制をきたした患者に発生する重篤な本症が注目されている．なお，虫垂炎のことを俗に盲腸炎と呼ぶことがある [3]．※下線筆者

#1	（虫垂炎 /TH or 虫垂炎 /AL）	12,743
#2	(#1) and（SH＝薬物療法）	353
#3	（抗感染剤 /TH or 抗菌薬 /AL）	363,620
#4	抗細菌剤 /TH	155,312
#5	抗生物質 /AL or 抗菌剤 /AL or 抗菌薬 /AL	63,354
#6	#4 or #5	189,034

#7	#1 and #6	721
#8	#2 or #7	837
#9	(#8) and (PT＝会議録除く CK＝ヒト)	522
#10	(#9) and (RD＝メタアナリシス，ランダム化比較試験，準ランダム化比較試験，比較研究，診療ガイドライン)	41

● **以下，抗感染剤 /TH で進めた場合**

#11	#3 or #5	380,893
#12	#1 and #11	812
#13	#2 or #12	912
#14	(#13) and (PT＝会議録除く CK＝ヒト)	571
#15	(#14) and (RD＝メタアナリシス，ランダム化比較試験，比較研究，診療ガイドライン)	46

ポイント 1　検索ボックスに " 抗菌薬 " と入れたところ，抗感染剤 /TH がマッピングで取り込まれた．これは " 抗細菌剤 " の上位語である．

ポイント 2　上位語で探しても 5 件増えるだけなので #15 を採用する

ポイント 3　医中誌では RCT だけで絞り込みを行うことは少ない．研究デザインで絞りたい場合は RD＝メタアナリシス，ランダム化比較

| 詳細情報 | **上位語・下位語** |

消化器疾患[C06+]
　胃腸疾患[C06-10+]
　　腸疾患[C06-10-80+]
　　　大腸疾患[C06-10-80-70+]
　　　　盲腸疾患[C06-10-80-70-50+]
　　　　　虫垂疾患[C06-10-80-70-50-10+]
　　　　　　虫垂炎[C06-10-80-70-50-10-10]
　　　　　　虫垂腫瘤[C06-10-80-70-50-10-20]
　　　　　盲腸炎[C06-10-80-70-50-20]
　　　　　盲腸腫瘤[C06-10-80-70-50-30+]
　　　　　　虫垂腫瘤[C06-10-80-70-50-30-10]

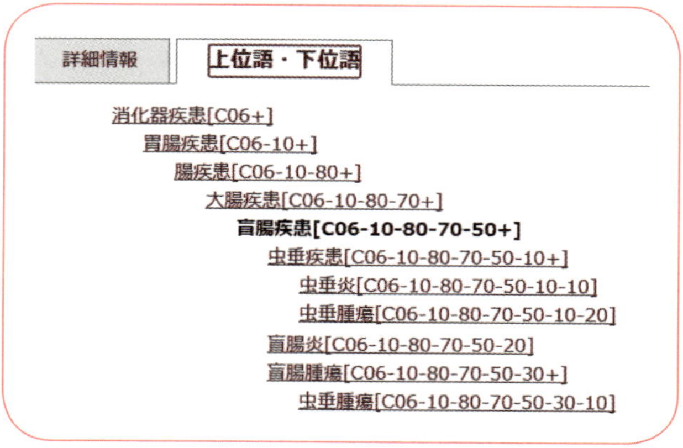

図 2　盲腸炎と虫垂炎

試験，比較研究，診療ガイドラインとすると広く探すことがで
きる．

　キーワードとして盲腸炎をあげたが検索では使用しなかった．医学用語シ
ソーラスでは盲腸炎と虫垂炎は，図2に示したとおり並列して位置付けられ
ている．

CQ4 「前立腺癌患者に内分泌療法を行うと死亡率を低下させるか？」

 CQ4 の PubMed での検索例（検索日 2018 年 1 月 14 日）

PICO	キーワード（英語）	MeSH
P	prostate cancer	"Prostatic Neoplasms"［MeSH］
I	endocrine therapy hormone therapy	"Antineoplastic Agents, Hormonal" ［MeSH］"Antineoplastic Agents, Hormonal"［Pharmacological Action］
研究デザイン	RCT	"Randomized Controlled Trial"［PT］, "Meta-Analysis"［PT］

#1	"Prostatic Neoplasms"［MeSH］	
#2	"prostate cancer"［TIAB］	
#3	#1 OR #2	約 14 万件
#4	"Antineoplastic Agents, Hormonal"［MeSH］OR "Antineoplastic Agents, Hormonal"［Pharmacological Action］	
#5	"endocrine therapy"［TIAB］OR "hormone therapy"［TIAB］	
#6	#4 OR #5	約 18 万件
#7	#3 AND #6	約 8,500 件
#8	"Randomized Controlled Trial"［PT］	
#9	#7 AND #8	約 800 件
#10	systematic［SB］	
#11	#7 AND #10	約 300 件
#12	"Meta-Analysis"［PT］	
#13	#7 AND #12	約 70 件

ポイント 1　"endocrine therapy" や "hormone therapy" を直接表す MeSH はない．使用するホルモン性抗腫瘍剤を表す "Antineoplastic Agents, Hormonal" を用いる．

ポイント 2　RCT，システマテックレビュー，メタアナリシスそれぞれの数を示した．ヒット文献を確認し，どこまで絞るか検討する．一般に RCT が数百件ある場合はメタアナリシスを探す．

 CQ4 の医中誌 Web での検索例（検索日 2018 年 1 月 14 日）

PICO	キーワード	同義語	医学用語シソーラス
P	前立腺癌	前立腺がん，前立腺腫瘍	前立腺腫瘍 /TH
I	内分泌療法	ホルモン療法	ホルモン性抗腫瘍剤 /TH
研究デザイン	RCT		ランダム化比較試験

#1	前立腺腫瘍 /TH	
#2	前立腺癌 /TA or 前立腺がん /TA	
#3	#1 or #2	約 50,000 件
#4	ホルモン性抗腫瘍剤 /TH	
#5	内分泌療法 /TA or ホルモン療法 /TA	
#6	#4 or #5	約 82,000 件
#7	#3 and #6	約 6,000 件
#8	(#7) and (PT＝会議録除く CK＝ヒト)	約 2,800 件
#9	(#8) and (RD＝メタアナリシス，ランダム化比較試験，準ランダム化比較試験，比較研究，診療ガイドライン)	約 500 件
#10	(#8) and (RD＝メタアナリシス，ランダム化比較試験，準ランダム化比較試験，診療ガイドライン)	約 60 件

ポイント 1　タグを指定しないと AL で検索するので論題と抄録を探す TA を指定する．

ポイント 2　研究デザインすべてで絞ると多すぎる場合は比較研究を外すとかなり絞り込める．

3 目的別検索（治療・診断・害・予後）••••••••••••••••••••

　エビデンスの高い論文＝メタアナリシス・RCT というわけではない．たとえば喫煙の有害性を検証するのに無作為に割り付けることはできない．Guyatt らはクリニカルクエスチョン（CQ）には 5 つのタイプがあるとしている（表2）[4]．

　それぞれの探すべき研究デザインは Oxford Centre for Evidence-Based Medicine の 2011 Levels of Evidence が詳しい（表3）．先に紹介した Clinical Queries にもこうした研究の理論が組み込まれている．

a 治療の検索

　治療の場合，RCT のシステマティックレビューまたは個別研究を探すことが優先される．多くの場合，薬物療法であればそれはおそらくあてはまるが，手術や患者ケアなど RCT にはしにくい治療法もある．そうした場合にはコホート研究など観察研究まで広げて探すことを検討する．ここからは実際の検索例をみてみよう．

表2　クリニカルクエスチョン（CQ）のタイプ

疑問の種類	目　的
治療	介入の患者にとって重要なアウトカム patient-important outcomes（症状 symptoms，機能，疾患，死亡率，コスト）への影響をみつけ出す
害／原因	潜在的な有害物質（疑問の 1 つ目のタイプである治療を含む）の患者にとって重要なアウトカムへの影響を解明する
診断	標的状態 target condition や疾患の有無を鑑別するための検査の検出力 power を明らかにする
予後	患者の今後の経過を推定する

表3　Oxford Centre for Evidence-Based Medicine 2011 Levels of Evidence —和訳

質問	ステップ1（レベル1*）	ステップ2（レベル2*）	ステップ3（レベル3*）	ステップ4（レベル4*）	ステップ5（レベル5）
その問題はどの程度よくあるのか？	特定の地域から最新か全数調査（または全数調査）	特定の地域での照合が担保された調査のシステマティックレビュー**	特定の地域での非ランダム化サンプル**	症例集積**	該当なし
この診断検査またはモニタリング検査は正確か？（診断）	一貫した参照基準と盲検化を適用した横断研究のシステマティックレビュー	一貫した参照基準と盲検化を適用した個別の横断的研究	非連続的研究、または参照基準を適用していない研究**	症例対照研究、または質の低いあるいは非独立的な参照基準**	メカニズムに基づく推論
治療を追加しなければどうなるのか？（予後）	発端コホート研究のシステマティックレビュー	発端コホート研究	コホート研究またはランダム化試験の比較対照群*	症例集積研究または質の低い予後コホート研究**	該当なし
この介入は役に立つのか？（治療利益）	ランダム化試験またはn-of-1試験のシステマティックレビュー	ランダム化試験または劇的な効果のある観察研究	非ランダム化比較コホート/追跡研究**	症例対照研究、症例対照研究、またはヒストリカルコントロール研究**	メカニズムに基づく推論
よくある害はどのようなものか？（治療被害）	ランダム化試験のシステマティックレビュー、ネスティッド・ケース・コントロール研究のシステマティックレビュー、問題が提起されている患者でのn-of-1試験、または劇的な効果のある観察研究	個別のランダム化試験または（例外的に）劇的な効果のある観察研究	一般にみられる害を特定するのに十分な症例数がある場合、非ランダム化比較コホート/追跡研究（市販後調査）（長期間の害については、追跡期間が十分でなければならない）**	症例対照研究、症例対照研究、またはヒストリカルコントロール研究**	メカニズムに基づく推論
まれにある害はどのようなものか？（治療被害）	ランダム化試験またはn-of-1試験のシステマティックレビュー	ランダム化試験または（例外的に）劇的な効果のある観察研究	ランダム化試験が十分でなければならない**		
この（早期発見）試験は価値があるか？（スクリーニング）	ランダム化試験のシステマティックレビュー	ランダム化試験	非ランダム化比較コホート/追跡研究**	症例対照研究、症例対照研究、またはヒストリカルコントロール研究**	メカニズムに基づく推論

*試験間での不一致、または絶対的な効果量がきわめて小さいとき、レベルは試験の質、不正確さ、間接性（試験のPICOが質問のPICOに合致していない）に基づいて下がることがある。効果量が大きいか、またはきわめて大きい場合には、レベルは上がることがある。
**一般にシステマティックレビューの方が個別試験よりも好ましい。
エビデンスレベル一覧表の引用方法
OCEBM エビデンスレベル作業部会．「The Oxford 2011 Levels of Evidence」
Oxford Centre for Evidence-Based Medicine [http://www.cebm.net/index.aspx?o=5653]
*OCEBM エビデンスレベル作業部会＝Jeremy Howic, Ian Chalmers (James Lind Library), Paul Glasziou, Trish Greenhalgh, Carl Heneghan, Alessandro Liberati, Ivan Moschetti, Bob Phillips, Hazel Thornton, Olive Goddard, Mary Hodkinson
[https://www.cebm.net/wp-content/uploads/2014/06/12LPM0488_CEBM-LofE-2-1_和訳.pdf より引用]

CQ5 「がん患者に対して NSAIDs を投与すると痛みが軽減されるか？」

 CQ5 の PubMed での検索例（検索日 2018 年 1 月 14 日）

PICO	キーワード（英語）	MeSH
P	cancer patient	Neoplasms ［MeSH］
I	Non Steroidal Anti Inflammatory Agents	"Anti-Inflammatory Agents, Non-Steroidal" ［MeSH］ "Anti-Inflammatory Agents, Non-Steroidal" ［Pharmacological Action］
O	pain	Pain ［MeSH］, "Pain Management" ［MeSH］
研究デザイン	Cohort Study	"Cohort Studies" ［MeSH］

#1	Neoplasms ［MeSH］ or cancer ［TIAB］	
#2	"Anti-Inflammatory Agents, Non-Steroidal" ［MeSH］ OR "Anti-Inflammatory Agents, Non-Steroidal" ［Pharmacological Action］	
#3	Pain ［MeSH］ OR "Pain Management" ［MeSH］	
#4	#1 AND #2 AND #3	およそ 800 件
#5	"Cohort Studies" ［MeSH］	
#6	#4 AND #5	およそ 120 件

ポイント 1 "Cancer Pain" ［MeSH］ という MeSH もあったが採用は 2017 年から．Pain の下位語なので含まれる．

ポイント 2 コホート研究は PT ではなく MeSH

CQ5 の医中誌 Web での検索例（検索日 2018 年 1 月 14 日）

PICO	キーワード	同義語	医学用語シソーラス
P	がん患者	悪性腫瘍	腫瘍 /TH
I	NSAIDs	Non Steroidal Anti Inflammatory Agents	非ステロイド系抗炎症剤 /TH
O	痛み	疼痛	疼痛 /TH，疼痛管理 /TH
研究デザイン	コホート研究		コホート研究 /TH

#1	（腫瘍 /TH or 腫瘍 /AL）or " がん患者 "/TA or 癌 /TA	
#2	非ステロイド系抗炎症剤 /TH or NSAIDS/TA	
#3	疼痛 /TH or 疼痛管理 /TH or " 痛み "/TA	
#4	#1 and #2 and #3	およそ 1,400 件
#5	（#4）and（PT ＝会議録除く CK ＝ヒト）	
#6	疫学的研究 /TH	
#7	#5 and #6	約 50 件

ポイント 1 " がん " で検索すると " がんこな " などの言葉まで拾ってくるので使わない！

ポイント 2 疫学的研究 /TH には「観察研究」「縦断研究」「前向き研究」「症例対照研究」が含まれる．コホート研究 /TH も含まれている．「症例報告」「事例」には付与されない．

b 診断の検索

　診断の文献検索についてはコクランでも研究されているが，結論としてはフィルタを用いない検索を推奨している[5]．とはいえ，それでは数千件に及ぶこともあり，現実的ではない．検索式は原則として，「インデックス検査（OR 参照基準）AND 診断標的」から構成され，さらに必要に応じて「AND 検索フィルタ」が組み合わされる．しかし，検索結果の論文数が非常に多い場合，Number needed to read（NNR）（p.122 参照）が非常に大きい場合，フィルタの感度と特異度を認識し漏れのリスクと作業効率のバランスを考慮したうえでいずれかのフィルタの使用を検討してもよい．また，すでに診断精度に関するシステマティックレビュー / メタアナリシスが発表されている場合には，非直接

性の評価を含めた CQ への適合度，AMSTAR* による妥当性評価結果，に基づいて採用を考える [6]．

PubMed の Clinical Queries のほかにもいろいろなフィルタが発表されている．

CQ6「急性膵炎が疑われる患者に超音波検査を行うと確定診断ができるか？」

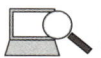 **CQ6 の PubMed での検索例（検索日 2018 年 1 月 14 日）**

PICO	キーワード（英語）	MeSH
P	Acute pancreatitis	"Pancreatitis/diagnosis"［MeSH］"Pancreatitis, Alcoholic/diagnosis"［MeSH］"Pancreatitis, Acute Necrotizing/diagnosis"［MeSH］"Acute Disease"［MeSH］
I	ultrasonography	"Ultrasonography"［MeSH］
研究デザイン	指定なし	

#1	"Pancreatitis/diagnosis"［MeSH］	
#2	"Acute Disease"［MeSH］OR acute［TIAB］	
#3	#1 AND #2	
#4	"Pancreatitis, Alcoholic/diagnosis"［MeSH］	
#5	"Pancreatitis, Acute Necrotizing/diagnosis"［MeSH］	
#6	#3 OR #4 OR #5	
#7	"Ultrasonography"［MeSH］	
#8	#6 AND #7	およそ 800 件
#9	sensitiv*［TIAB］OR "sensitivity and specificity"［MeSH］OR（predictive［TIAB］AND value*［TIAB］）OR "predictive value of tests"［MeSH］OR accuracy*［TIAB］	
#10	#8AND #9	およそ 160 件

---

* AMSTAR：A Measurement Tool to Assess Reviews．システマティックレビューの方法論的な質を評価するツール．（https://amstar.ca/）

ポイント 1 Sens / spec / prec / acc（％）＝ 93 / 92 / 3 / 92 のフィルタを使用.
いくつか試してみて検討するとよい.

ポイント 2 2017 年から新たに diagnostic imaging というサブヘディングができ
ている（diagnosis の下位語）.今回は使用していない.

ⓒ 害の検索

　害の検索については発展編で詳しく解説しているので本項では検索例を示す
だけとする.

CQ7「豆乳（または豆乳ミルク）は小児のピーナッツアレルギー発症リスク
を増加させるか？」

　この CQ は「医学文献ユーザーズガイド」第 2 版より [7].

 CQ7 の PubMed での検索例（検索日 2018 年 1 月 14 日）

PECO	キーワード（英語）	MeSH
P	child	"Child"［MeSH］ "Infant"［MeSH］
E	soy	"Soy Foods"［MeSH］
O	peanut allergy	"Peanut Hypersensitivity"［MeSH］ [*1]
	risk	"Risk"［MeSH］
研究デザイン	Cohort Study, Case Control Study	"Epidemiologic Studies"［MeSH］ [*2]

[*1] 2002 年採用　　[*2] Cohort Study, Case Control Study の上位概念

#1	"Soy Foods"［MeSH］OR soy［TIAB］
#2	"Peanut Hypersensitivity"［Mesh］OR "peanut allergy"［TIAB］
#3	"Child"［MeSH］OR "Infant"［Mesh］OR child*［TW］
#4	"Risk"［MeSH］OR risk［TW］
#5	#3 OR #4
#6	#1 AND #2 AND #5　　　　　　　　　　　　　およそ 20 件

CQ7 の医中誌 Web での検索例（検索日 2018 年 1 月 14 日）

PECO	キーワード	同義語	医学用語シソーラス
P	小児	小児，子ども	小児 /TH　*絞り込み項目
E	豆乳	豆乳，大豆	大豆 /TH
O	ピーナッツアレルギー	ピーナッツ，南京豆，落花生，アレルギー，	ナンキンマメ /TH,過敏症 – ピーナッツ /TH
	リスク	リスク，危険	リスク /TH
研究デザイン	観察研究		

I 基本編
II 発展編
III 情報ソースのまとめ

#1　（豆乳 /TH or 豆乳 /AL）
#2　（大豆 /TH or 大豆 /AL）
#3　#1 or #2
#4　（ナンキンマメ /TH or ピーナッツ /AL）
#5　南京豆 /AL or 落花生 /AL
#6　#4 or #5
#7　（アレルギー /TH or アレルギー /AL）
#8　過敏症 /AL
#9　#7 or #8
#10　#6 and #9
#11　過敏症 – ピーナッツ /TH
#12　#10 or #11
#13　#3 and #12
#14　(#13) and（PT = 会議録除く CK = ヒト）　　　　　　　およそ 50 件
#15　(#14) and（CK = 胎児，新生児，乳児（1〜23 ヶ月），幼児（2〜5），小児（6〜12））
#16　小児 /TH
#17　#14 and #16
#18　#15 or #17　　　　　　　　　　　　　　　　　　　　　30 件弱

ポイント1 #14 まででおよそ 50 件．ここで終了してもよい
ポイント2 件数が少ないので研究タイプでは絞らない．

d 予後の検索

「臨床医は，大きく分けて 3 通りの方法で患者を助ける．すなわちどこがわるいのかを診断し，害を上回る長所のある治療を提供し，今後どうなりそうかを示す．臨床医は，第 2，第 3 の目標を達成するためには予後の研究を必要とする [8]．」介入の結果なので，RCT の結果があればもちろん役に立つが，長期的な経過をみる場合は観察研究，特にコホート研究が適している．

　予後の検索をする場合の検索フィルタも沢山開発されている．診断と同様，いくつか試してみて必要な場合は使用を検討する．

〈検索フィルタの例〉

● **ISSG Search Filter**

〔https://sites.google.com/a/york.ac.uk/issg-search-filters-resource/filters-to-identify-studies-about-prognosis〕

● **McMaster University Health Information Research Unit**

〔https://hiru.mcmaster.ca/hiru/HIRU_Hedges_MEDLINE_Strategies.aspx〕

CQ8「転移性脳腫瘍患者の予後を改善する因子は何か？」　

 CQ8 の PubMed での検索例（検索日 2018 年 1 月 14 日）

PECO	キーワード（英語）	MeSH
P	Metastatic brain tumor	"Brain Neoplasms/secondary" [MeSH]
E		
O	prognosis	"Prognosis" [MeSH]
研究デザイン	Cohort Study	"cohort studies" [MeSH:noexp]

*P×O で E を探す

#1	"Brain Neoplasms/secondary" [MeSH]
#2	"metastatic brain" [TIAB] OR "brain metastases" [TIAB]
#3	#1 OR #2
#4	"Prognosis" [Mesh] OR prognos* [TIAB]
#5	#3 AND #4

#6	#5 AND（prognosis［MeSH:noexp］OR diagnosed［TIAB］OR cohort*［TIAB］OR "cohort effect"［MeSH］OR "cohort studies"［MeSH:noexp］OR predictor*［TIAB］OR death［TIAB］OR "models, statistical"［MeSH]）	およそ 2,500 件
#7	#5 AND "cohort studies"［MeSH:noexp］	およそ 160 件

ポイント1 腫瘍×転移だと脳腫瘍がほかの臓器へ転移したものも含まれてしまう．サブヘディングを付けると転移性の脳腫瘍に限定できる．

ポイント2 #6 は McMaster University Health Information Research Unit. Search Filters for MEDLINE in Ovid Syntax and the PubMed translation Prognosis の Best balance of sensitivity and specificity を使用．

ポイント3 この例では "Cohort Studies" のみの検索（noexp）とした．下位語も入れると広くなる（図3）．

Epidemiologic Study Characteristics
    Epidemiologic Studies
        Case-Control Studies
            Retrospective Studies
        Cohort Studies
            Follow-Up Studies
            Longitudinal Studies +
            Prospective Studies
            Retrospective Studies
        Controlled Before-After Studies
        Cross-Sectional Studies
        Historically Controlled Study
        Interrupted Time Series Analysis
        Seroepidemiologic Studies
            HIV Seroprevalence

図3　MeSH：Epidemiologic Studies

I 基本編

II 発展編

III 情報ソースのまとめ

CQ8 の医中誌 Web での検索例（検索日 2018 年 1 月 14 日）

PECO	キーワード	同義語	医学用語シソーラス
P	転移性脳腫瘍	脳転移	（脳腫瘍 /TH）and（SH＝転移性）
E			
O	予後		予後 /TH
研究デザイン	観察研究		

#1	（脳腫瘍 /TH）and（SH＝転移性）	
#2	転移性脳腫瘍 /AL	
#3	脳転移 /AL	
#4	#1 or #2 or #3	
#5	（#4）and（SH＝予後）	
#6	予後 /TH	
#7	#4 and #6	
#8	#5 or #7	
#9	（#8）and（PT＝会議録除く CK＝ヒト）	約 650 件
#10	観察研究 /TH	
#11	#9 and #10	約 100 件

📖 文　献

1）福井次矢：臨床研究マスターブック．医学書院，東京，p.20, 2008
2）RCT filters for PubMed〔https://work.cochrane.org/rct-filters-different-databases〕（2018 年 12 月 7 日閲覧）
3）医学書院　医学大辞典．第 2 版，医学書院，東京，2009
4）相原守夫ほか（監）：第 3 章 疑問は何か，医学文献ユーザーズガイド．第 2 版，凸版メディア株式会社，青森，p.20, 2010
5）Beynon R et al : Search strategies to identify diagnostic accuracy studies in MEDLINE and EMBASE. Cochrane Database of Systematic Reviews 2013, Issue 9. Art. No.: MR000022. DOI: 10.1002/14651858. MR000022.pub3.）
6）森實敏夫ほか：特別寄稿 5「診断に関する診療ガイドライン（CPG）の作成」Minds 診療ガイドライン作成マニュアル〔http://minds4.jcqhc.or.jp/minds/guideline/pdf/special_articles5.pdf〕（2018 年 12 月 7 日閲覧）
7）相原守夫ほか（監）：第 14 章 害（観察研究），医学文献ユーザーズガイド．第 2 版，凸版メディア株式会社，青森，p337-354, 2010
8）相原守夫ほか（監）：第 18 章 予後，医学文献ユーザーズガイド．第 2 版，凸版メディア株式会社，青森，p474-483, 2010

E データベースの選択と活用法

　情報を検索するうえで，データベースは便利な情報源ツールである．一口にデータベースといっても様々な種類があり，各ツールの特徴と検索可能な範囲を知り，探す目的に応じて使い分けることが重要である．

　各種データベースに収録されている情報はそれぞれ，情報の性質，分野，収録年，地域・言語などの範囲が限定されている．ある雑誌論文が出版されたあと，データベースにその情報が収録されるまでには，出版社からそのデータベース作成元にデータが届き，その書誌情報にシソーラス用語を付与する索引作業（indexing）などのプロセスを経るためにタイムラグが生じる．医学分野では最新情報のニーズも高いため，検索戦略を立てるうえでは，タイムラグも含めて各データベースの範囲を意識するとよい．

　ここでは特に，医学・医療分野の文献検索ができるデータベースを中心に紹介する．データベースでは，文献の書誌情報という二次的な情報が確認できる．その先の，論文のフルテキスト入手には，雑誌や電子ジャーナルの購読契約，あるいは文献複写サービスやドキュメント・デリバリーサービスなどを利用する必要がある．

 医中誌 Web〔https://search.jamas.or.jp/〕

　国内の医学，その周辺分野の文献を検索する代表的なデータベースとして，医中誌 Web があげられる（表 1，図 1）．学会発表の抄録（会議録）も多く収載され，全データの 6 割をこの会議録が占めている．国内発行の約 7,300 誌が収録対象として選定されており，年間約 40 万件のデータが追加され，1,200 万件以上のデータが収載されている（2018 年 3 月現在）．PubMed のシソーラスである MeSH に準拠しつくられている「医学用語シソーラス」が付与されている．有料契約データベースで，個人 / 機関契約のほか，最近では公立図書館で契約していて館内で検索利用できる場合もある．日本国内の学会の英文誌も収録対象で，英語論文の場合日本語の論題が付いており，日本語検索でもヒットすることがある．

　医中誌データには 3 種類あり，「医学用語シソーラス」が付与された通常

表 1　医中誌 Web 概要

情報源	医学分野の定期刊行物（国内）に掲載された論文の書誌情報
分　野	医学・歯学・薬学・看護学，関連分野
年	1977 年〜
データ件数	約 7,300 誌 約 1,200 万件以上（2018 年 3 月現在）
更新頻度	月 2 回
作　成	NPO 法人医学中央雑誌刊行会

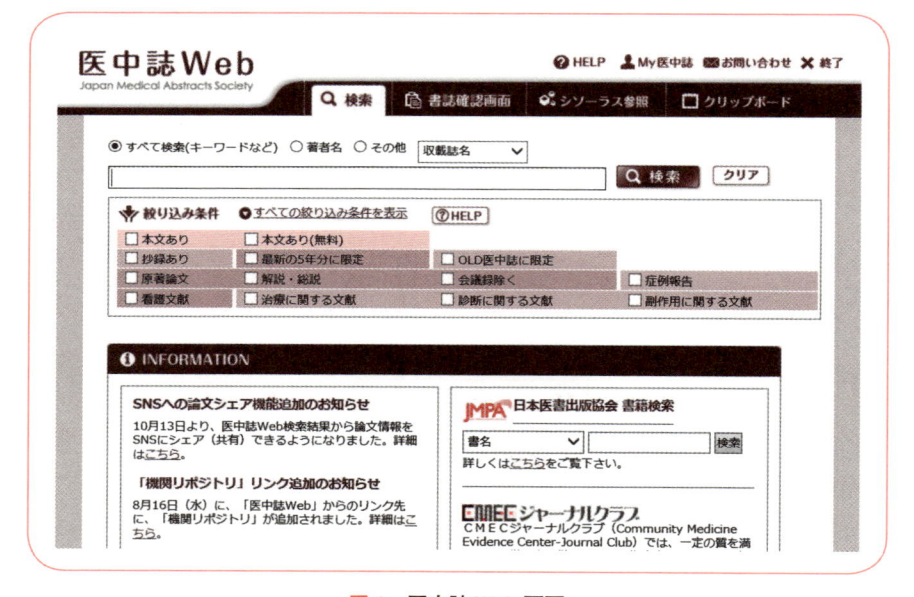

図 1　医中誌 Web 画面

データのほかに，「Pre 医中誌」「OLD 医中誌」のデータが収載されている．「Pre 医中誌」は，索引作業前のデータのことで書誌事項のみが収録されている．多くが出版されて間もない新しい書誌情報であるが，シソーラスが付与されていないデータなので，検索には注意が必要である．一方，「OLD 医中誌」は通常データ（1983 年 4 月〜）より古いデータで，2018 年 3 月現在，1964 年

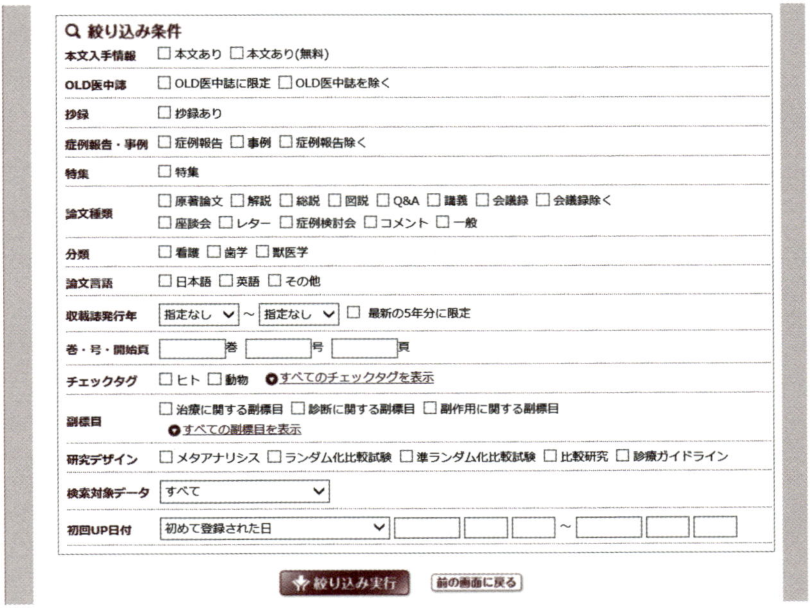

図2　医中誌 Web 絞り込み画面

以降のデータが収録されている．それ以前についても作業が進められており，順次追加される予定となっている．「OLD 医中誌」データも「Pre 医中誌」と同様，「医学用語シソーラス」が付与されておらず，検索する際は統制語や抄録を除く書誌事項のみを対象としたテキストサーチとなる．

　履歴検索のほか，論文種類などでの絞り込み検索も可能である（図2）．検索結果をダウンロードしたり，文献管理ツールへのエクスポート，メールアラートの登録，My 医中誌などが利用でき，さらなる機能拡充が図られている．医中誌 Web 検索後に論文フルテキストを入手するためのリンクが，契約機関ごとに設定できて利便性が高い（図3）．具体的な検索例を含めたわかりやすい解説本も出ている[1]．

2　PubMed〔https://www.ncbi.nlm.nih.gov/pubmed/〕

米国国立医学図書館が作成・管理している MEDLINE のデータを，無料で検

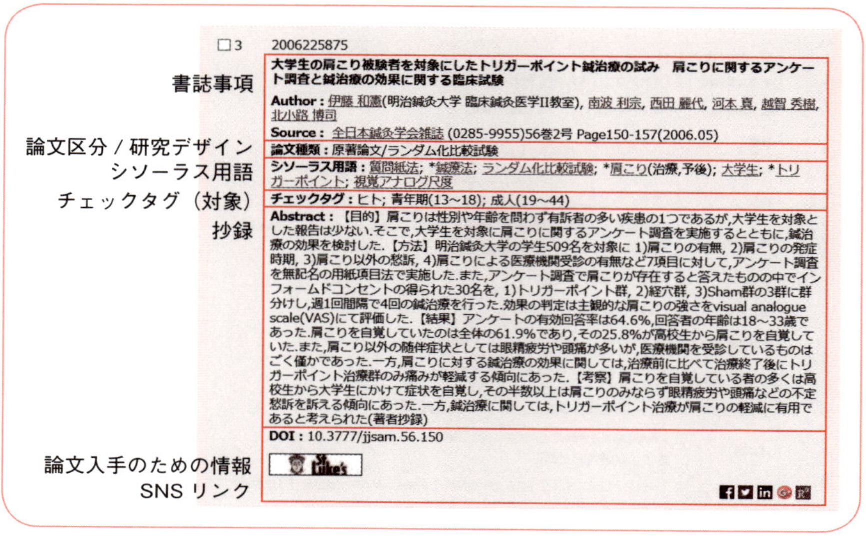

□3　2006225875

書誌事項	

大学生の肩こり被験者を対象にしたトリガーポイント鍼治療の試み　肩こりに関するアンケート調査と鍼治療の効果に関する臨床試験

Author： 伊藤 和憲(明治鍼灸大学 臨床鍼灸医学II教室)，南波 利宗，西田 麗代，河本 真，越智 秀樹，北小路 博司

Source： 全日本鍼灸学会雑誌 (0285-9955)56巻2号 Page150-157(2006.05)

論文区分／研究デザイン → **論文種類：** 原著論文/ランダム化比較試験

シソーラス用語 → **シソーラス用語：** 質問紙法; *鍼療法; ランダム化比較試験; *肩こり(治療,予後); 大学生; *トリガーポイント; 視覚アナログ尺度

チェックタグ（対象） → **チェックタグ：** ヒト; 青年期(13～18); 成人(19～44)

抄録 → **Abstract：**【目的】肩こりは性別や年齢を問わず有訴者の多い疾患の1つであるが,大学生を対象とした報告は少ない。そこで,大学生を対象に肩こりに関するアンケート調査を実施するとともに,鍼治療の効果を検討した。【方法】明治鍼灸大学の学生509名を対象に1)肩こりの有無, 2)肩こりの発症時期, 3)肩こり以外の愁訴, 4)肩こりによる医療機関受診の有無など7項目に対して,アンケート調査を無記名の用紙項目法で実施した。また,アンケート調査で肩こりが存在すると答えたものの中でインフォームドコンセントの得られた30名を, 1)トリガーポイント群, 2)経穴群, 3)Sham群の3群に群分けし,週1回間隔で4回の鍼治療を行った。効果の判定は主観的な肩こりの強さをvisual analogue scale(VAS)にて評価した。【結果】アンケートの有効回答率は64.6%,回答者の年齢は18～33歳であった。肩こりを自覚していたのは全体の61.9%であり,その25.8%が高校生から肩こりを自覚していた。また,肩こり以外の随伴症状としては眼精疲労や頭痛が多いが,医療機関を受診しているものはごく僅かであった。一方,肩こりに対する鍼治療の効果に関しては,治療前に比べて治療終了後にトリガーポイント治療群のみ痛みが軽減する傾向にあった。【考察】肩こりを自覚している者の多くは高校生から大学生にかけて症状を自覚し,その半数以上は肩こりのみならず眼精疲労や頭痛などの不定愁訴を訴える傾向にあった。一方,鍼治療に関しては,トリガーポイント治療が肩こりの軽減に有用であると考えられた(著者抄録)

DOI： 10.3777/jjsam.56.150

論文入手のための情報

SNS リンク

図3　医中誌 Web 詳細表示画面

表2　PubMed 概要

情報源	医学分野の雑誌論文の書誌情報 （世界約 80 ヵ国）
分　野	生物医学，生命科学分野
年	1946 年～
データ件数	約 5,200 誌 2,600 万件以上（2018 年現在）
更新頻度	火～土曜日更新
作　成	米国国立医学図書館（NLM）

索できる世界規模の医学文献データベースである（**表2，図4**）．MEDLINEは，PubMed のほかにも Ovid MEDLINE や EBSCO のプラットフォームなどでも検索ができる（要契約）．現在の収録対象誌は約 5,200 タイトルの雑誌である．収載されているデータの約 8 割が英語文献であるといわれており，日本語の医学雑誌の文献も含まれている．

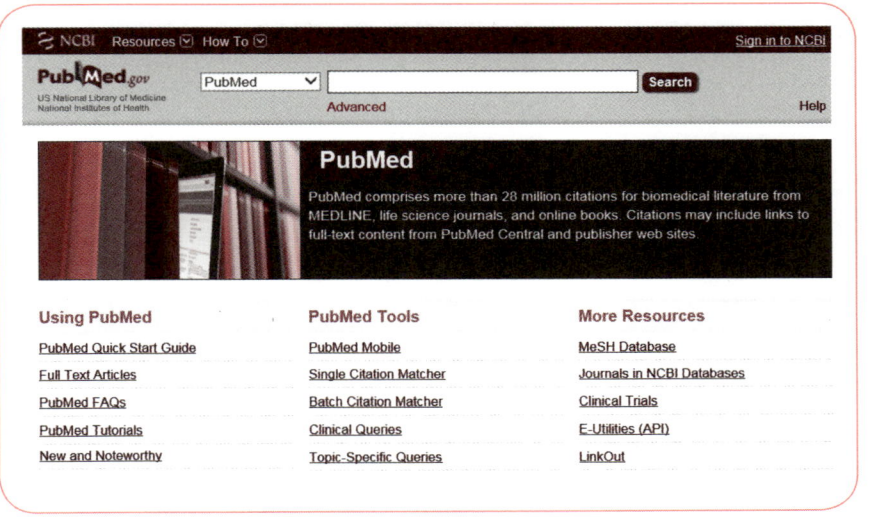

図 4　**PubMed 画面**

　PubMed には MEDLINE データに加えて，出版社から届いたばかりの最新ジャーナルの，索引作業前の文献情報も収録されているなど，MEDLINE より多くの情報が収録されているのが利点の1つといえる．書誌情報に［Epub ahead of print］とあるデータは，冊子での出版前に，オンラインにて先行して発表された論文である．

　PubMed トップページは，検索エンジンの検索窓のようなシンプルな画面だが，Advanced Search 画面では，検索式を組み合わせて精緻な検索を行うことができる（図 5）．PubMed には，2,600 万件以上のデータが収載されている．収録件数が非常に多いため，キーワードによっては膨大な量の文献がヒットしてきたり，どの文献が自分のニーズに合ったものかが分かりづらくなることもある．文献の書誌情報に付与されているシソーラスである MeSH や，絞り込み機能をうまく活用して検索戦略を練ると，ニーズにより近い文献がみつかる可能性が高まる．EBM を意識した文献検索の場合，たとえば［Publication Type］（出版形態）で研究デザインから絞り込みを行ったり，"Clinical Queries" という検索機能を使うとより効率的に検索ができる[2]．検索結果の詳細表示画面を開くと，右側には類似テーマの論文や，その論文を引用している論文が表示されるため，芋づる式に論文をみつけることもできる（図 6）．

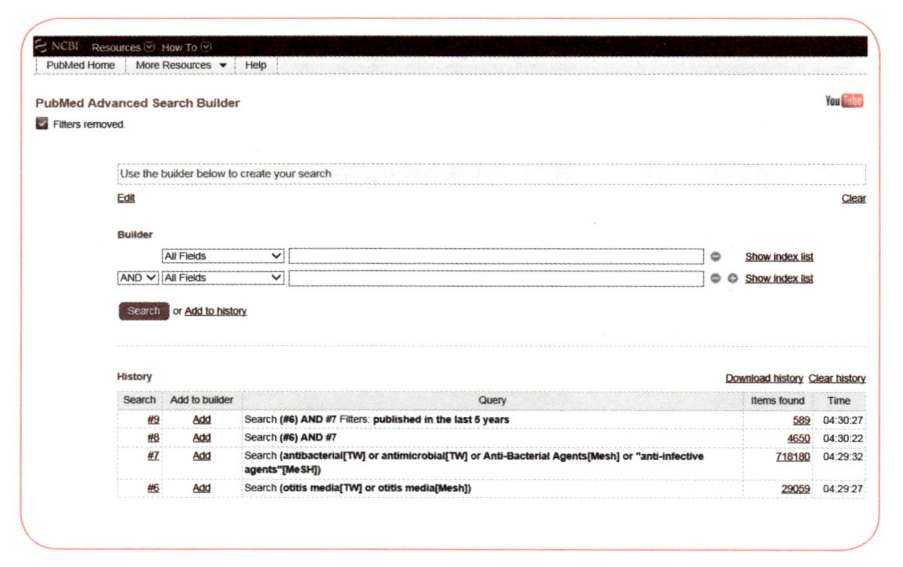

図5　PubMed 詳細検索（Advanced Search）

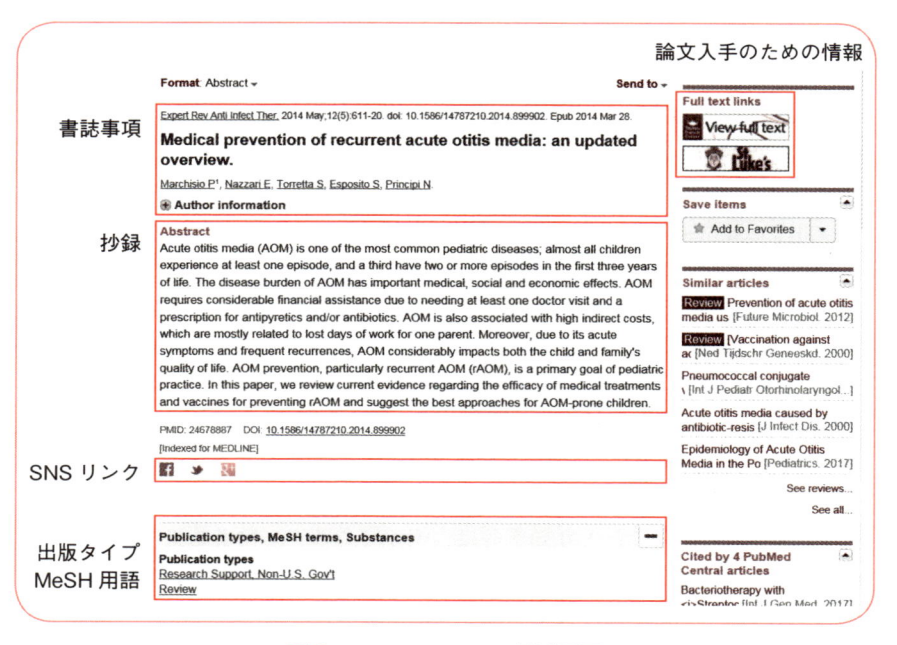

図6　PubMed Abstract 形式画面

JMEDPlus〔https://jdream3.com/〕●●●●●●●●●●●●●

　1981 年 4 月以降の，国内の医学，薬学，歯科学，看護学，生物科学，獣医学など関連分野の雑誌，会議録，公共資料などの書誌情報が収載されている（表 3，図 7）．国立研究開発法人科学技術振興機構（JST）がデータベースを

Ⅰ 基本編

Ⅱ 発展編

Ⅲ 情報ソースのまとめ

表3　JMEDPlus 概要

情報源	逐次刊行物・会議録・公共資料の文献の書誌情報（国内）
分　野	医学，薬学，歯科学，看護学，生物科学，獣医学など
年	1981 年〜
データ件数	846 万件以上
更新頻度	月 4 回更新
提　供	株式会社ジー・サーチ

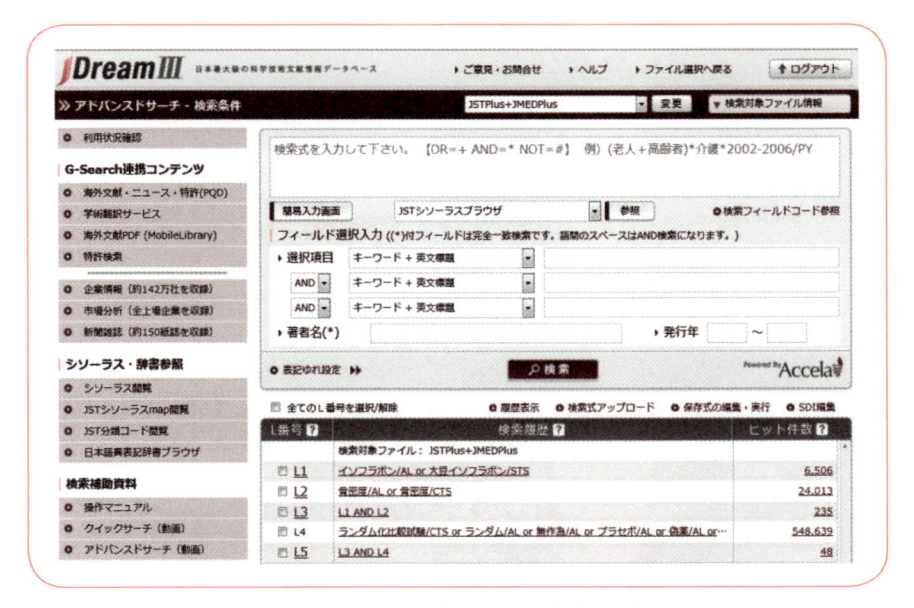

図 7　JDreamⅢ（JMEDPlus 検索画面）

作成しており，株式会社ジー・サーチが提供する JDreamIII のプラットフォームで検索することができる（要契約）．2000 年以降のデータ，また学会会議録については医中誌 Web と重複するデータが多いといわれている．逐次刊行物約 16,000 タイトル，公共資料（厚労科研報告書含む）約 23,500 タイトルが収録されており，年間約 40 万件のデータが追加，約 846 万件が現在収録されている．更新頻度は月 4 回である．科学技術分野の用語辞書から JST シソーラスが索引付けされているほか，著者が論文に付けたキーワード，化学物質索引も含まれている．クイックサーチのほか，アドバンストサーチ，コマンド入力による検索モードも使用できる．

4　The Cochrane Library〔http://www.cochranelibrary.com/〕

　国際的な組織「コクラン」（Cochrane, 以前の Cochrane Collaboration）により発行運営されているデータベースで，Wiley-Blackwell 社が提供している（表4，図8）．CDSR，CENTRAL，CCAs の 3 つのデータベースから構成されている．CDSR には，疾患の治療，診断，予防，リハビリテーションなどに関する約 1 万件のシステマティックレビュー，CENTRAL にはコクランレビュー以外の約 100 万件の臨床試験の論文情報が収録されている．日本国内では，検索，書誌情報，抄録まで無料でアクセス可能であるが，コクランレビュー本文へのアクセスには契約が必要となる．
　コクランのデータは，PubMed 由来のデータには MeSH が付与されており

表 4　The Cochrane Library 概要

情報源	医療上の意思決定に役立つエビデンスを収録する以下の3データベースからなる，論文の書誌情報 ① CDSR　② CENTRAL　③ CCAs
分　野	医学・医療系，関連分野
データ件数	約 7,300 誌 約 1,200 万件以上（2018 年現在）
更新頻度	①随時　②毎月
提　供	Wiley-Blackwell 社

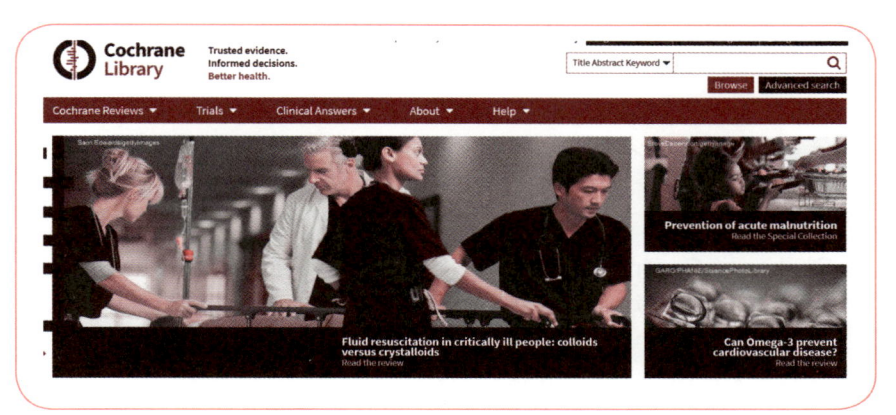

図8　The Cochrane Library 画面

Advanced Search

Please note that the Advanced Search is optimised for English search terms. Certain features, such as search operators and MeSH terms, are only available in English.

Search | Search manager | Medical terms (MeSH)

		#			
−	+	#1	MeSH descriptor: [Otitis Media] explode all trees	MeSH ▾	1090
−	+	#2	(otitis media):ti,ab,kw	S ▾	2333
−	+	#3	#1 or #2		2334
−	+	#4	MeSH descriptor: [Anti-Bacterial Agents] explode all trees	MeSH ▾	10804
−	+	#5	(antibacterial or antimicrobial or antibiotics):ti,ab,kw	S ▾	23721
−	+	#6	#4 or #5		24612
−	+	#7	#3 and #6		540
−	+	#8	Manually type a search term here or click on the S (Search Wizard) or MeSH button to compose one	S ▾ MeSH ▾	N/A

✖ Clear all

☐ Highlight orphan lines

図9　The Cochrane Library 詳細検索

MeSH を用いて検索できるが，それ以外のデータの場合 MeSH のみで検索を行うと漏れてしまうため，キーワード検索と組み合わせるなどの注意が必要である．検索結果は，それぞれのデータベースごとに表示され，書誌情報をダウンロードすることができる（図9）．

ⓐ Cochrane Database of Systematic Reviews（CDSR；Cochrane Reviews）
医療・ヘルスケア分野のシステマティックレビューの重要な資源であるコク

ランレビューと，プロトコール（進行中レビュー）を収載している．コクラン
レビューは，コクランハンドブックに基づいて作成・改訂され，分野ごとのレ
ビューグループ（53 領域）により査読されている．CDSR は 1 誌のジャーナ
ルとも捉えられ，インパクト・ファクタが付与されており，PubMed に書誌情
報と抄録が収載されている．

b Cochrane Central Register of Controlled Trials（CENTRAL；Trials）

　ランダム化比較試験，準ランダム化比較試験を中心とした臨床試験論文の書
誌情報を収載しており，毎月更新されている．主に PubMed，EMBASE などの
データベースおよび ClinicalTrials.gov からデータ収載されている．その他に，
各レビュー・グループのハンドサーチによるデータも含まれている．コクラン
ハンドブック[3] では，MEDLINE，EMBASE と合わせてシステマティックレ
ビューのための検索に不可欠なデータベースとされている．

c Clinical Answers（CCAs）

　コクランレビューから得られた質の高いエビデンスを，臨床現場の医師が利
用しやすいようクリニカルクエスチョンとその回答の形式で簡潔にまとめられ
ている．約 1,600 の Clinical Answer が収録されている．

5 CINAHL〔https://search.ebscohost.com/login.aspx?〕

　看護学とその関連分野を中心とした文献データベースで，EBSCO 社が提供
している（表5，図10）．1981 年以降の雑誌論文，書籍，学位論文などを検索
できる．収録開始年が 1937 年のバージョンや，論文のフルテキストファイル
を含むバージョンなど複数の形態がある．MEDLINE の MeSH と同じ構造をし
ている CINAHL Headings というシソーラスが付与されている．

6 EMBASE〔http://www.embase.com/login〕

　薬学，医学分野の文献データベースで，Elsevier 社が作成している（表6，
図11）．Ovid など複数のプラットフォームで利用できるが，日本国内では契
約機関が少ない．コクランハンドブックでは，システマティックレビューにお
いて重要でコアな検索情報源とされている．1974 年以降の約 8,500 タイトルの
雑誌から論文を収載しており，約 7,000 以上の学会抄録が収録されているのが

表5　CINAHL 概要

情報源	看護学・ヘルスケア関連の論文，書籍，学位論文，会議録などの書誌情報
分　野	看護学とその周辺17分野
年	1981年～
データ件数	約3,100誌以上 約370万件以上（2018年現在）
更新頻度	週1回
作　成	CINAHL Information Systems（EBSCO社傘下）

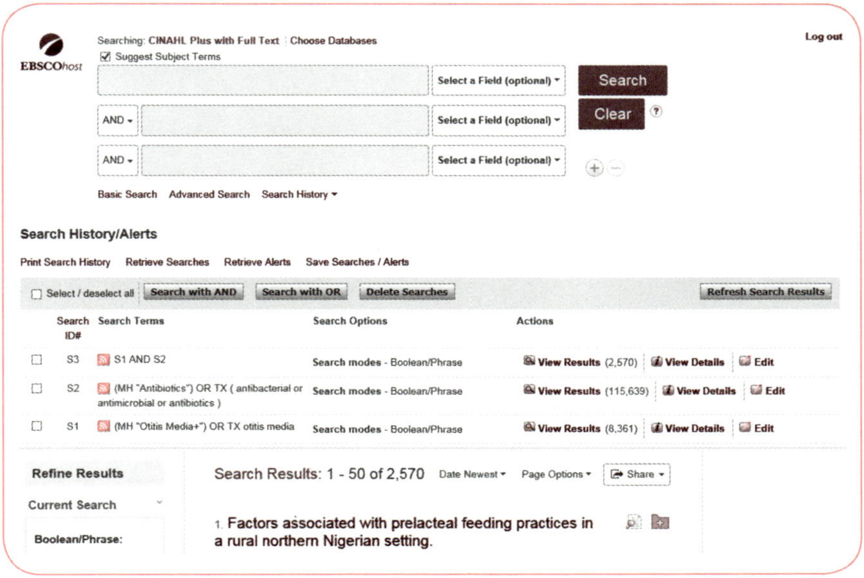

図10　CINAHL 検索画面

特徴である．MEDLINE 収録対象誌と約50％が重複しているといわれているが，医薬品に関する情報が充実しているのが EMBASE の特徴である．検索結果では，疾患名，年齢，論文種類，薬物名などの各語のヒット数が表示され，

表6 EMBASE 概要

情報源	雑誌論文の書誌情報（世界約95ヵ国）
分　野	生物医学分野
年	1947年〜
データ件数	約8,500誌 3,200万件以上（2018年3月現在）
更新頻度	毎日
作　成	Elsevier社

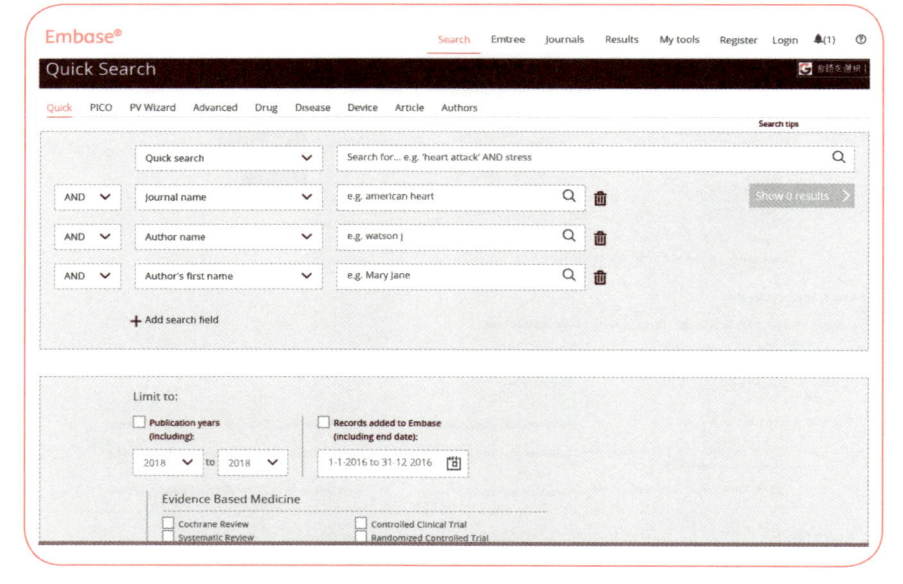

図11　EMBASE 画面

細かい絞り込みが可能である（図12）．EMTREE という独自のシソーラスが索引付けされていて，このシソーラスには疾患だけでなく薬物・化合物・化学物質名も含まれている．データに臨床試験情報が含まれる場合もあり，医薬品名からも検索できる．

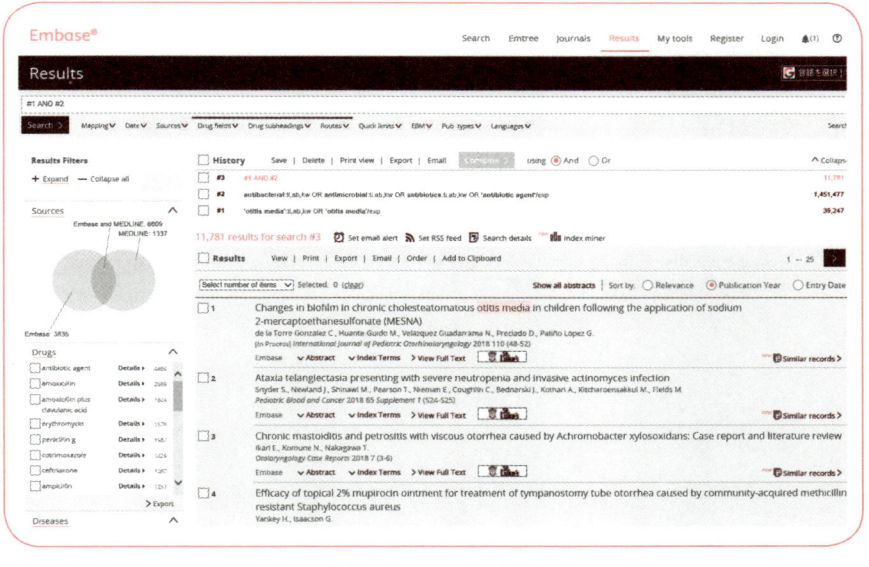

図 12　EMBASE 検索画面

7 その他 •••

 Web of Science〔http://webofknowledge.com/WOS〕

　引用文献検索のデータベースで，クラリベイト・アナリティクス社が提供している．自然科学（Science Citation Index），社会科学（Social Sciences Citation Index），人文科学（Art & Humanities Citation Index）の 3 つの分野を含んでいる．ある論文が引用している論文，あるいは引用されている論文をたどって関連文献を調べたり，論文の被引用回数の調査にも使われる．広範囲の領域を含むデータベースであるため，システマティックレビューの網羅的検索で，ほかのデータベースを補完する意味合いで用いられることもある．

ⓑ その他の検索ツール

　Google や Google Scholar などの検索エンジンでも，検索窓にフリータームを入れて文献を検索することができるが，文献検索データベースには，検索フィールドの選択，絞り込み，履歴検索，結果ダウンロード，新着アラート機能などの検索機能が充実していることが多い．また，各出版社のオンラインジャーナルのサイトにも検索機能が備わっているが，検索対象の出版物が限定

されるため，トピックやフリータームで文献検索を行う場合には，文献データベースを用いるのが適切なことが多いといえる．

📖 文　献

1) 諏訪部直子，平紀子：わかりやすい医中誌 Web 検索ガイド―検索事例付．日本医学図書館協会，東京，2013
2) 岩下愛，山下ユミ：図解 PubMed の使い方―インターネットで医学文献を探す．第 7 版．日本医学図書館協会，東京，2016
3) Cochrane Handbook for Systematic Reviews of Interventions. Version 5.1.0〔http://handbook-5-1.cochrane.org/〕（2018 年 12 月 7 日閲覧）

よくある質問

Q1.　医学文献データベースとは何ですか？

　データベースはコンピュータのデータとして，すなわち 0 または 1 の値として，情報を一定の構造で Solid State Drive（SSD）やハードディスクのような記録媒体に記録したものである（**表 1**）．情報はテキスト，数値，動画を含めた画像などのデータを含む．これらのデータはレコードという単位で区切られ，そのレコードはさらにフィールドという単位から構成されている．さらに，含まれるデータを元の構造とは別に索引を作成することで，瞬時に目的の情報へ到達できるようにしてある．

　もし，データベースの構造がない単なるデータの集合であれば，たとえば，medicine という単語を検索する場合，先頭から順番に一致するデータを探すことになる．レコードとフィールドという区切りがあることで，たとえばフィールド F1 に medicine というデータを含むレコードを探すことが可能になる．また，索引を通して，よりスピーディに目的のレコードをみつけることが可能になる．

　医学文献データベースの場合，レコードは 1 つの研究論文あるいは記事に対応している．フィールドはタイトル，アブストラクト，著者名，ジャーナル

表 1　データベースの構造

・レコード R_1
　・フィールド F_1：データ D_1
　・フィールド F_2：データ D_2
　・フィールド F_3：データ D_3
・レコード R_2
　・フィールド F_1：データ D_1
　・フィールド F_2：データ D_2
　・フィールド F_3：データ D_3
・……

名，発行年度，巻，号，MeSH など多くの属性に分類されている.

　PubMed は MEDLINE とそれ以外のデータで，3 万以上のジャーナルが含まれており，ジャーナルのリストは毎日更新されている.

　また，医学論文が電子データとして HTML 形式，あるいは PDF 形式として，PubMed や各出版社のサーバに蓄積されているので，それらの中からアクセス可能なデータを収集し，検索可能なデータベースを構築することも可能である.　Google Scholar〔https://scholar.google.co.jp/〕はその 1 つの例である.

Q2.	検索結果のダウンロードとは何ですか？

　PC のブラウザでインターネットを介して医学文献データベース検索を行うと，検索結果は文献リストとして表示される.　通常，著者名，ジャーナル名と発行年度，巻，号，ページあるいはそれらに相当する情報と論文タイトルが表示される.　いわゆる書誌情報である.　これらはデータベースに含まれている，文献情報の一部であり，アブストラクト，MeSH などの情報は表示されない.

　検索結果をテキストファイルあるいは XML ファイルや CSV ファイルとして自分の PC へダウンロードすることができる.　ダウンロードしたファイルは自分の PC のハードディスクに保存あるいは OneDrive，iCloud，Google Drive

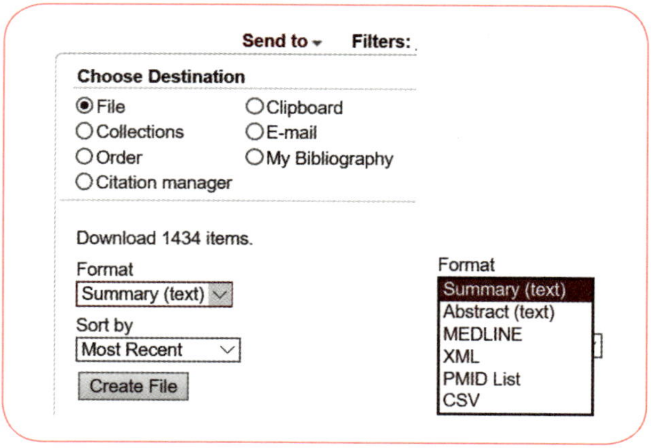

図 1　PubMed の Send to: プルダウンメニューからの File
　　　ダウンロード

などのクラウドに保存して，あとで利用することができる．

　ダウンロードの際に，文献情報をどこまで含めるかを選択することができ，ファイル形式も Format プルダウンメニューから選択することができる（図1）．また，ダウンロードの際にファイル名を自由に設定することができる．

　Format を MEDLINE あるいは XML の形式でダウンロードすると，アブストラクトや MeSH も含めたすべてのフィールドの情報を含めることができるので，後での利用を考えるとこの形式を用いることが多くなるであろう．

Q3. エビデンスとは何ですか？

　「科学的根拠」はエビデンスと訳されることが多いが，その定義は一定とは言えない．

　本書では，狭義のエビデンスとして，「原著論文のうち，システマティックレビュー，ランダム化比較試験（RCT），バイアスリスクの低い観察疫学研究など質の高い研究」を指すが，一般には広義のエビデンスとして以下も含まれることが多い．文献検索を始める前に採用基準としてどれをエビデンスとして含むか，共同研究のメンバー，診療ガイドライン作成グループで共通認識をもつことが重要である．

＜広義のエビデンスの例＞

- ・ガイドライン：診療ガイドライン，診断基準・学会声明など学会から出される文書，勧告，指針など国・公共団体から出される文書（倫理・安全に関するものを含む），法令
- ・総説：解説，ナラティブレビュー
- ・原著論文：仮説（Research question），検証方法，結果，考察
- ・報告：症例報告，症例集積，研究機関などから出される週報，年報
- ・Website
- ・Gray Literature：学会抄録，プロシーディングスなど
- ・教科書，図書，論文集
- ・研究資金の成果報告書
- ・学位論文

Ⅰ
基本編

Ⅱ
発展編

Ⅲ
情報ソースのまとめ

第 II 章：発展編

診療ガイドラインのための文献検索

A　診療ガイドライン作成における文献検索

1 クリニカルクエスチョン（CQ）

　診療ガイドライン作成のための文献検索は，クリニカルクエスチョン（CQ）単位で系統的に文献を収集することを目的に行われる．診療ガイドライン作成グループがスコープを作成するが，スコープでは，疾患トピックの特徴などに加え，重要臨床課題，それに基づく CQ，システマティックレビューの方法（対象データベース，システマティックレビュー / メタアナリシスの方法，システマティックレビューレポートの形式，データ管理など）についての指示がされる[1]．CQ 単位でシステマティックレビューチームの担当者と文献検索専門家がシステマティックレビューの作業の一環として文献検索を行う．

　CQ は PICO の形式で作成される（第 1 章「B. PICO とクリニカルクエスチョン（CQ）」参照）．

2 医学文献データベース

　文献検索は PubMed（MEDLINE），Cochrane Central Register of Controlled Trials，医中誌 Web が必須とされており，契約施設は EMBASE も用いることが望ましい．

- PubMed*/MEDLINE〔https://www.ncbi.nlm.nih.gov/pubmed/〕
- The Cochrane Library Cochrane Central Register of Controlled Trials（CENTRAL）*〔http://www.cochranelibrary.com〕
- 医中誌 Web〔https://www.jamas.or.jp/〕
- EMBASE〔https://www.embase.com/login〕

　その他，精神疾患，看護，日本語文献，学会発表などについては，主題に応じて以下のデータベースを用いることができる．

- PsycINFO®〔https://www.apa.org/pubs/databases/psycinfo/index.aspx〕
- CINAHL〔https://search.ebscohost.com/login.aspx?〕
- JMEDPlus〔https://jdream3.com/〕
- Grey Literature Report〔http://greylit.org/〕*

＊　Free

文献検索専門家とシステマティックレビュー担当者の共同作業••

　これらすべてのデータベースの検索について習熟している者は多くはないはずで，診療ガイドライン作成のための文献検索では，システマティックレビュー担当者と文献検索専門家の共同作業が必要となる．①検索語句（キーワード）を選出する時点，②検索式を作成する時点，③検索実施後に検索結果が得られた時点（たとえば，文献数が多すぎたり少なすぎたりした場合），④文献選定後に漏れやデータベースの追加などで検索の見直しが必要になった時点．それぞれの時点で独立作業と，照合とピアレビュー・修正の共同作業を行うとよい．

　特に，最初の段階で，CQ のコンセプトの理解を深め共有することが望まれる．わが国では，システマティックレビュー担当者は疾患専門家である場合が多いので，既知の論文がある場合，その情報を共有し，それとともにキーワード候補を文献検索専門家に提供することが必要である．キーワード候補としては，論文のタイトルとアブストラクトで用いられる可能性の高い語句を想定する．文献検索専門家は PubMed の MeSH データベースを検索することで，キーワード候補の語句を探索し，システマティックレビュー担当者に提示することもすすめられる．

　CQ に対応した文献検索はいくつかのデータベースを対象に実行される．上記のデータベースの検索で引き出される文献は重複が多いので，すでに選定作業が行われた対象の文献は除外したうえで，選定作業を行う．また，検索式は改良が加えられ何種類か作成されることが常である．その際にも，異なる検索式で引き出される文献には，重複が多いので，同様にすでに選定作業が行われた対象の文献は除外したうえで，選定作業を行う．

 系統的文献検索の戦略•••••••••••••••••••••••••••

　文献検索では，まず知りたいことがコンセプトとして存在する．コンセプトを言語で表現する際に，CQ の構成要素 PICO に分解し，それらを語句で表現する．それらの語句をカッコ（），AND，OR，NOT の論理演算子で結合して，検索式を作成する（図1）．

　NOT を用いると想定しきれない文献の除外が生じる可能性があるので，原則として NOT は用いない．また，PICO の要素のうち，O は研究の主要アウトカム以外は，タイトル，アブストラクトに記載されていない場合もあるの

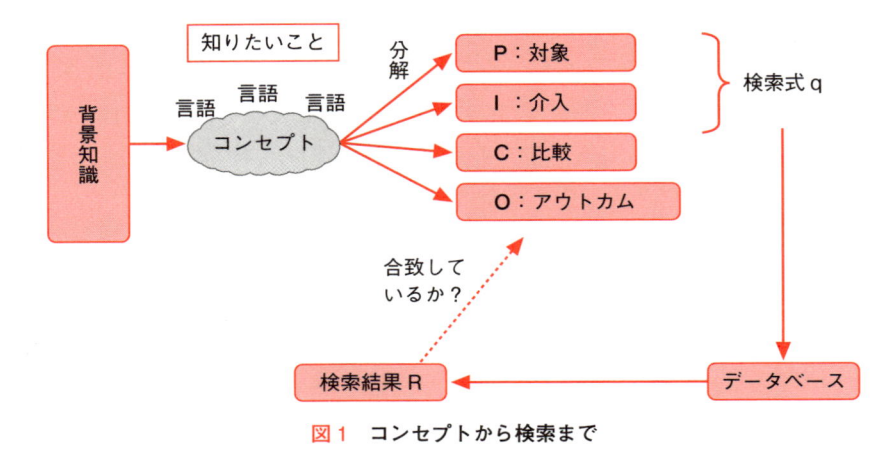

図 1　コンセプトから検索まで

で, 絞り込みが必要なとき以外は検索式には含めない. また, I/C の項目はアクティブな介入を互いに比較する場合も多いので, C が無治療やプラセボではなく, 何らかの治療的介入の場合も多いことに留意する.

　システマティックレビューのための文献検索の戦略として, コクランハンドブック [2] の第 6 章の要点を示す.

● 検索式は 3 つの検索語句のセットからなる.
　・対象（健康状態を表す語句）P
　・介入を表す語句 I
　・研究デザイン D

● 検索戦略の開発は, すでに引き出された文献集合に基づいて, 検索語句が修正・改変される, 繰り返しプロセスである.

● 検索式の修正, 再検索を繰り返していくと, 追加でみつかる文献の数は減少し, それ以上の繰り返しのリターンが労力に見合わない点に達する.

● 多すぎる異なる検索コンセプトは避けること. しかし, それぞれのコンセプトのなかで広範な同義語と関連語句（フリータームと制御された語彙の用語の両方を含む）を OR で結合して用いること.

● 異なるコンセプトを AND で結合すること.

● ランダム化比較試験（RCT）のための高感度検索フィルタを最初使用し, 多すぎたら感度・正確度最大化フィルタを用いる.

● 新しい文献の検索にはインデックスされていない文献用に別の検索を行う（可能な場合）.

コクランハンドブックでは，研究デザインが RCT の場合，PubMed であれば，以下の検索フィルタの使用を提案している．

● **感度を最大化するフィルタ**（2008 年改訂版）

> randomized controlled trial［pt］OR controlled clinical trial［pt］OR randomized［tiab］OR placebo［tiab］OR drug therapy［sh］OR randomly［tiab］OR trial［tiab］OR groups［tiab］

● **感度と正確度を最大化するフィルタ**（2008 年改訂版）

> randomized controlled trial［pt］OR controlled clinical trial［pt］OR randomized［tiab］OR placebo［tiab］OR clinical trials as topic［mesh: noexp］OR randomly［tiab］OR trial［ti］NOT（animals［mh］NOT humans［mh］）

しかし，PubMed の MeSH で設定されている Publication Type（PT）で randomized controlled trial［pt］を用いる場合と比べると，感度は高くなるが，特異度は低いため，NNR（本章「C. よくある質問」p.122 参照）が多くなり効率は低下する．

再現率（recall）100％を求めるあまり，選定対象文献数が多くなりすぎると，選定作業時のヒューマンエラーで見落としのリスクが高くなる．ポイントは，検索式の不完全さ，選定作業のエラー，用いなかった文献データベースに含まれていたかもしれない文献が除外されるなどにより，システマティックレビューに取り込まれなかった研究がシステマティックレビュー／メタアナリシスで統合された効果推定値に与える影響が大きいかどうかである．選定された研究のシステマティックレビューで得られた効果推定値の確実性が高ければ，追加の研究があったとしても結論は変わらないことが多い．

5　文献の選定と検索記録

選定作業が行われた文献集合は除外して，新規に得られた文献から選定作業を行えるようにすることで，効率を高めることができる．そのためには，何らかの文献管理アプリケーションを利用する．たとえば，フリーのウェブアプリケーションとして提供されている Rayyan QCRI[3] などがある[4]．

システマティックレビューでは，文献検索から選定の過程では検索式の記録，引き出された文献数，選定された文献数と除外された文献数などをフローチャートとして示すことが必要である．メタアナリシスの論文執筆ガイダンス

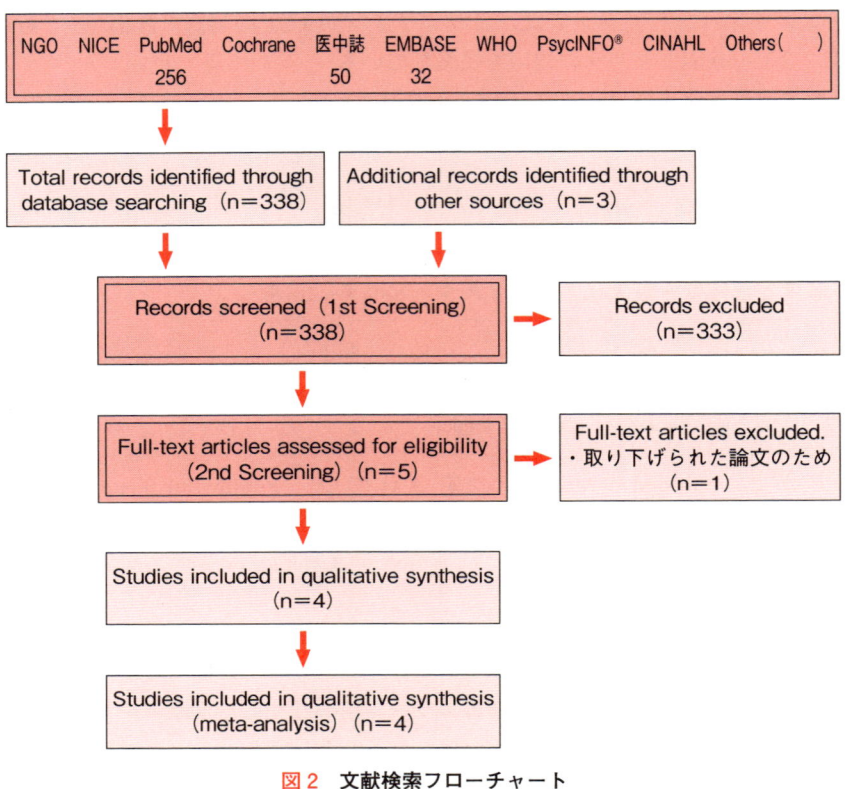

図2 文献検索フローチャート
[PRISMA 声明をもとに作成]

である PRISMA[5] の推奨する文献検索フローチャートを作成する．一例を図2
に示す．文献検索の過程に透明性を確保することが重要である．

6 システマティックレビューのための客観的文献検索法

コンセプトに基づく文献検索は，主観的で個人差が出やすい，様々な検索式
が可能でどこで完了とするか決めるのが難しい，得られる文献数が多いと絞り
込みの操作が必要になり時間がかかる，エラーが起きる可能性がある，などの
問題点が指摘されている．診療ガイドライン作成のための文献検索では，より
客観的で，再現性の高い方法が望まれている．

この課題に対して，Hausner らはより標準化された客観的文献検索法を提案
している[6,7]．その方法について図3に示す．

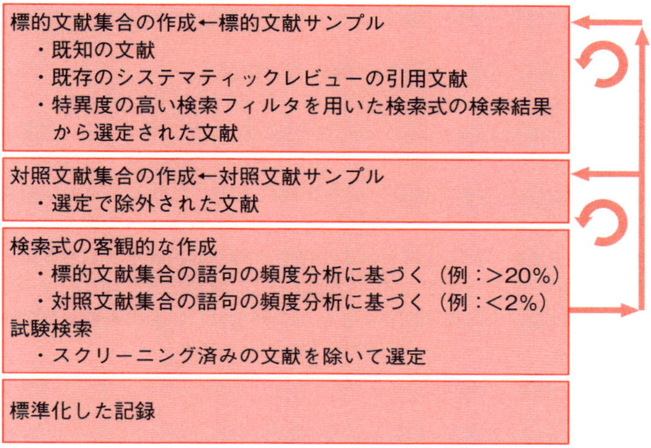

図3　システマティックレビューのための客観的文献検索法

　標的文献集合の一部として，標的文献サンプルを既存のシステマティックレビューの引用文献などから得て，そのタイトルとアブストラクトの単語の頻度分析を行い，試験検索で除外された文献から対照文献サンプルを得て，同様にそのタイトルとアブストラクトの単語の頻度分析を行う．標的文献での出現頻度が高く，対照文献での出現頻度が低い語句を中心に検索式を作成し，さらに試験検索を繰り返し，選定された文献は標的文献集合に追加していく．この作業を繰り返しても，新たな追加文献がみつからなくなった時点で文献検索を終了する．この方法に従えば，だれが行っても，結果として得られる標的文献集合は同じになる可能性が高い．

　この客観的文献検索法を実行するには，いわゆるテキストマイニングで単語の頻度分析を行うソフトウェアが必要で，関心のある方は pubmed.mineR[8] や R 用のプログラムである pmCount[9]，機械学習 [10, 11] などを参照いただきたい．

Column 2

作成前が最も重要：作成グループの編成と利益相反

利益相反（conflict of interest：COI）には経済的 COI だけでなく，アカデミック COI，組織的 COI も含まれる．アカデミック COI は個人の学問上の立場，地位，派閥などの影響を受け，診療ガイドライン作成グループの構成，システマティックレビュー，推奨作成が影響され，公正でなくなることである．また，組織的 COI は，所属する学会の影響を受けて，推奨作成が影響されるような場合で，内科系の学会は薬物療法を推奨しやすく，外科系の学会は外科治療を推奨しやすい，というようなかたちで現れる可能性がある．COI は申告，開示だけでなく，診療ガイドラインが影響を受けないように管理することが求められ，COI の影響を可能な限り排除するには，組織・体制づくりの段階から対処が必要である．

Column 3

パブリックコメントの重要性

診療ガイドライン作成グループはすべてのステークホルダの参加が望まれるが，実際には困難であり，その立場からの見解を発表できないステークホルダが存在する可能性がある．特に，患者会がない場合の患者，介護者の見解，診療ガイドラインの作成主体である学会の学会員でない者などの見解が重要な場合がありうる．パブリックコメントを求めることで，これらの問題を軽減することができる．英国 National Institute for Health and Clinical Excellence（NICE）の例でも，パブリックコメントの結果，修正が行われ場合があることが知られている．

📖 文　献

1) 公益財団法人日本医療機能評価機構；小島原典子ほか：Minds 診療ガイドライン作成マニュアル 2017〔https://minds.jcqhc.or.jp/s/doc_tool_manual〕（2018 年 12 月 7 日閲覧）
2) Cochrane Training〔https://training.cochrane.org/handbook〕（2018 年 12 月 7 日閲覧）
3) Rayyan QCRI〔https://rayyan-prod.qcri.org/〕（2018 年 12 月 7 日閲覧）
4) Ouzzani M et al：Rayyan-a web and mobile app for systematic reviews. Syst Rev **5**：210, 2016
5) Moher D et al：Preferred reporting items for systematic reviews and meta-analyses：the PRISMA statement. Ann Intern Med **151**：264-269. 2009
6) Hausner E et al：Development of search strategies for systematic reviews：validation showed the noninferiority of the objective approach. J Clin Epidemiol **68**：191-199. 2015
7) Hausner E et al：Prospective comparison of search strategies for systematic reviews：an objective approach yielded higher sensitivity than a conceptual one. J Clin Epidemiol **77**：118-124. 2016
8) Text mining of PubMed abstracts. R package version 1.0.13〔https://cran.r-project.org/web/packages/pubmed.mineR/index.html〕（2018 年 12 月 7 日閲覧）
9) 森實敏夫：UseRs Statistical Analyses with R〔http://zanet.biz/med/useRs/〕（テキストマイニングのタブ）（2018 年 12 月 7 日閲覧）
10) O'Mara-Eves A et al：Using text mining for study identification in systematic reviews：a systematic review of current approaches. Syst Rev **4**：5, 2015
11) Howard BE et al：SWIFT-Review：a text-mining workbench for systematic review. Syst Rev **5**：87, 2016

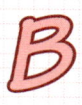
診療ガイドライン作成における文献検索の実際

1 スコーピングサーチ

　診療ガイドラインを作成するにあたっては，準備段階として，まず国内外の先行している診療ガイドラインを探すことから始める．それから，ターゲットにしている疾患の最新の知見やエビデンスを探し出すために，PubMed（MEDLINE），The Cochrane Library や医中誌 Web を使って，ザックリとした検索を行う．ターゲット疾患のボリュームを把握しておくことにより，クリニカルクエスチョン（CQ）をどれだけ細分化あるいはまとめればよいか，文献検索のヒット件数を調整するためにどのような戦略を立てればよいかなどを検討するうえでの参考になる．

先行ガイドラインの検索
　国内外の診療ガイドラインを調べる代表的なサイトは以下の 3 サイトである．

1）National Guideline Clearinghouse（NGC）
〔https://www.ahrq.gov/gam/index.html〕
　米国保健福祉省の一部局である医療研究品質庁（Agency for Healthcare Research and Quality：AHRQ）が 2018 年 7 月 16 日まで提供していた米国内外の EBM 診療ガイドラインのデータベース．ここに登録されるガイドラインは明確な登録基準があり，随時更新されてきたが，AHRQ からの資金援助が打ち切られたため閉鎖された．本事業は，NGC の元請負業者である ECRI 研究所に 2018 年 12 月ごろ引き継がれた[*]．

2）National Institute for Health and Clinical Excellence（NICE）
〔https://www.nice.org.uk/〕
　英国国立医療技術評価機構（NICE）は，国民保健サービス（National Health Service：NHS）が医療サービスの地域格差を解消するために設立した．国が指定した医療技術や医薬品等について技術評価を行い，NHS での使用を推奨す

---

[*]　ECRI　Institute Guidelines Trust（閲覧は要登録）

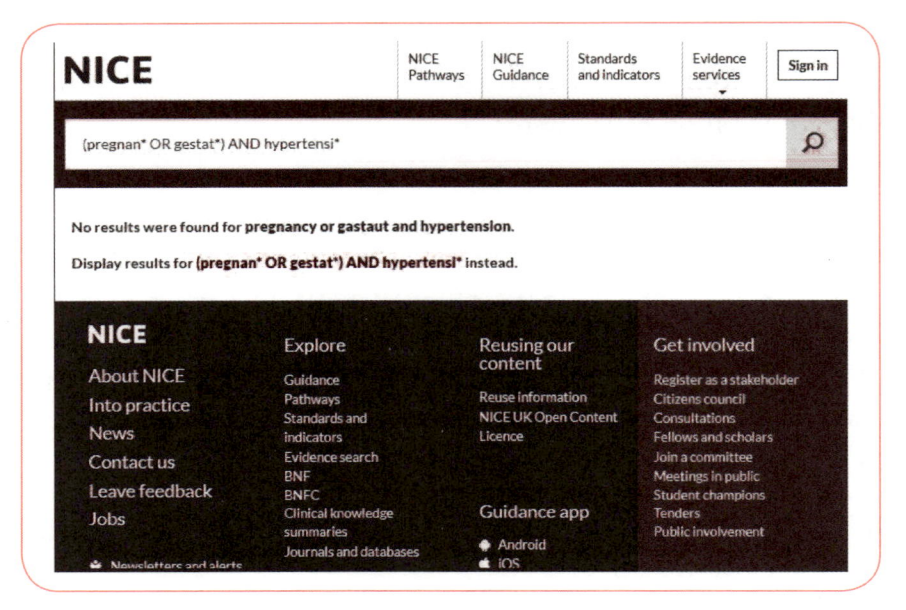

図 1　NICE の検索結果（前方一致指定の場合）

るかどうかの数種類のガイダンス（Guidance）を出している．作成途中にある
ガイダンス（Guidance in development）はサイト上で一般公開され，一旦完成
したガイダンス（Guidance in consultation）も公開されて意見や提案が集められ
る．このようにして 1 つのガイダンスが正式に発行されるのに 1〜2 年が費や
される．サーチボックスに思いつく言葉を入力すると該当するガイドラインの
一覧が適合度順に表示される．検索機能は論理演算子（AND/OR）のほか，前
方一致指定や括弧を使った組み合わせ検索ができる．前方一致指定をすると，
第一候補となる単語に置き換えて検索するようである．たとえば，「（pregnan*
OR gestat*）AND hypertensi*」と入力すると，「pregnant or gastaut and
hypertension」と書き変えられて検索されるが，その下段に「Display results for
（pregnan* OR gestat*）AND hypertensi* instead.」と表示される（図 1）ので，
検索式のリンクをクリックすると検索結果が表示される（図 2）．

3）Trip

〔https://www.tripdatabase.com/〕

英国の Trip Database 社が提供する，雑誌論文や診療ガイドライン等エビデ

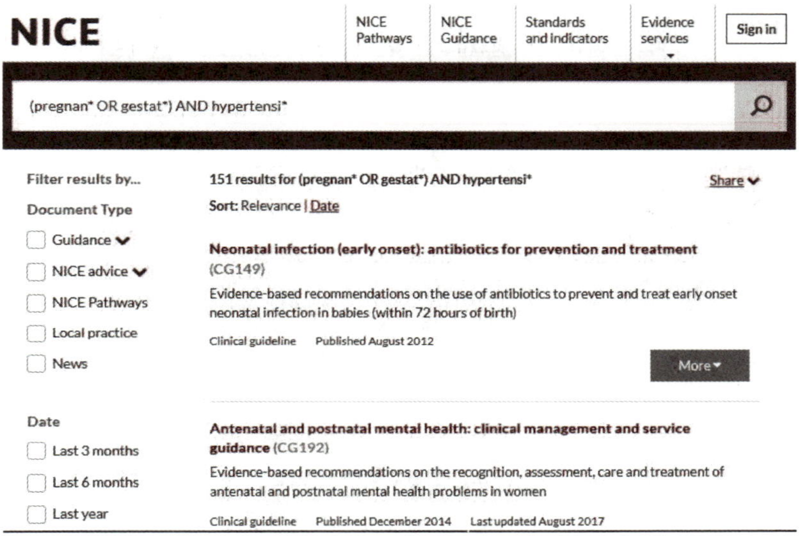

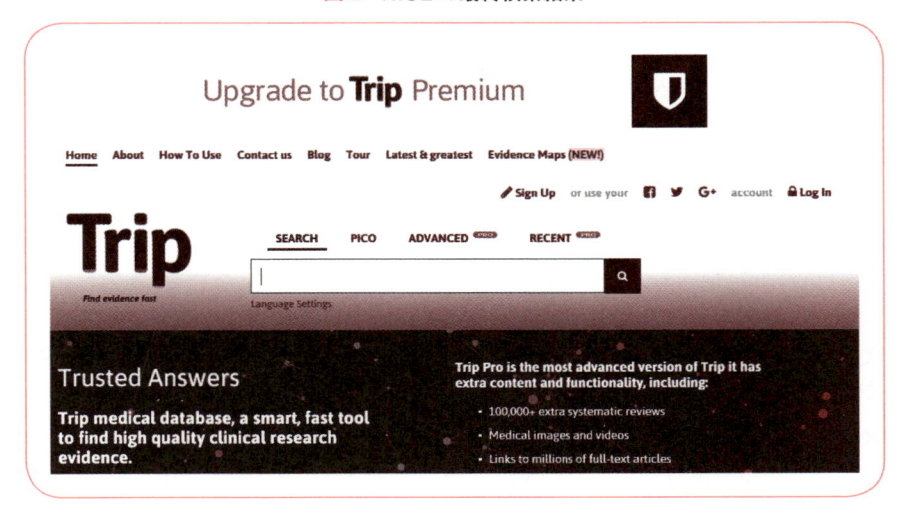

図2　NICE の最終検索結果

図3　Trip のトップ画面

ンスに基づいた医学・診療情報に特化した検索エンジンである（図3）．無料版と有料版が用意されているが，無料版でも基本検索機能は利用できる．サーチボックスに思いつく言葉を入力するとヒットした情報がエビデンスレベル順

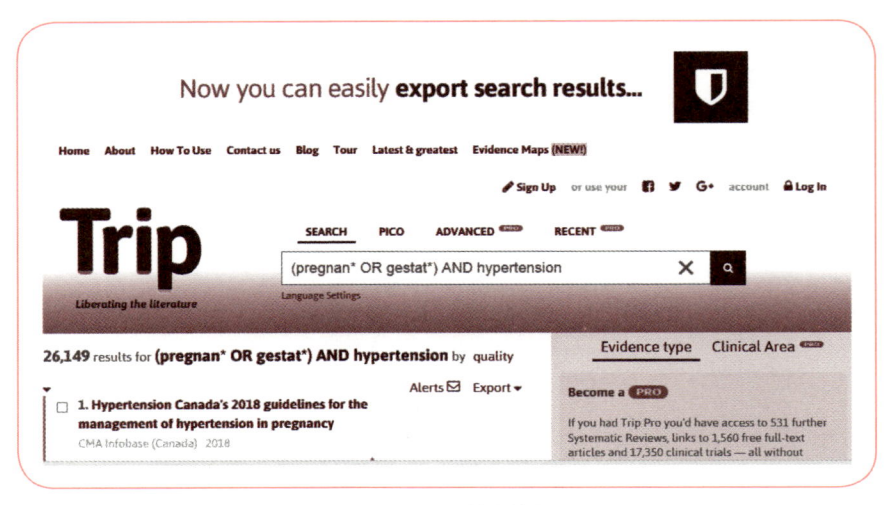

図 4　Trip の検索結果

に表示される．論理演算子（AND/OR/NOT）のほか，完全一致検索，前方一致指定や括弧を使った組み合わせ検索ができる．同義語サポートもある程度備えている．次に画面右側の「Evidence type」から「Guidelines」を選んでガイドラインに絞り込むことができる（図 4）．「(pregnan* OR gestat*) AND hypertension」とすれば大方の検索ができる．ただし，統制語彙をもたず精度の高い検索には不向きであるため，補助的な検索に用いた方がよい．

4）Minds ガイドラインライブラリ

　〔https://minds.jcqhc.or.jp/〕（図 5）

　厚生労働省の委託を受けて，公益財団法人日本医療機能評価機構 EBM 普及推進事業（Minds）が運営する日本国内向け EBM 診療ガイドラインの公開サービス．「診療ガイドラインを調べる」欄のサーチボックスに思いつく言葉を入力すると関連するガイドラインの一覧が表示される．ただし，関連付けされている用語が限られているので，ズバリガイドライン名に使われていないとヒットしにくいと思ったほうがよい（例：「妊娠」と「妊婦」では件数がかなり違う）．用語間にスペースを入れると AND 検索されるが，論理演算子は使えない（例：「高血圧　妊娠」で「妊娠高血圧症候群」がヒットする）．ただし，疾患によっては最新版が発表されてもすぐに掲載されるとは限らないので，学会ホームページなどで最新版の有無を確認することが必要である．

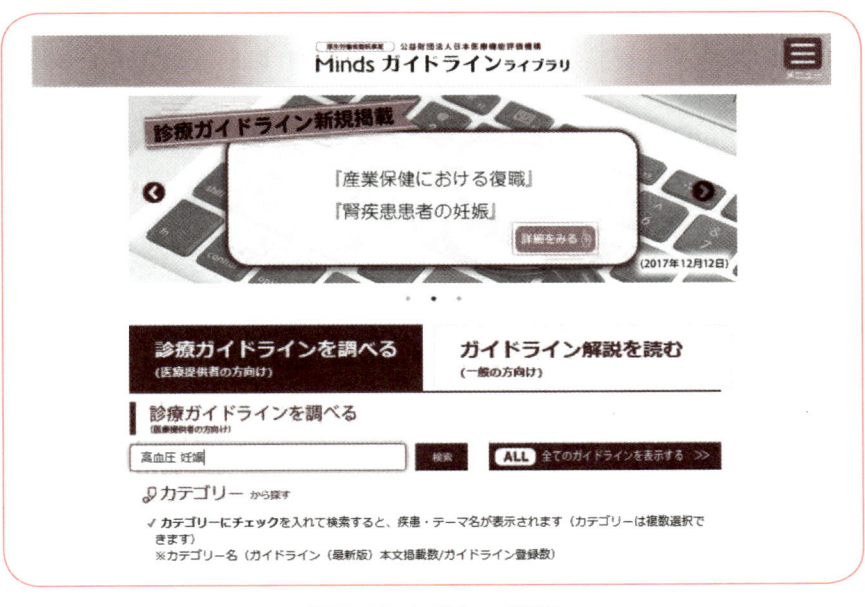

図5 Minds のトップ画面

5）東邦大学・医中誌診療ガイドライン情報データベース

〔https://guideline.jamas.or.jp/〕

東邦大学医学メディアセンターと特定非営利活動法人 医学中央雑誌刊行会が共同で主宰するデータベースサイトである．両者それぞれの収録基準に基づいて収載されている．主に国内の学会などで作成，翻訳され公表された診療ガイドラインについて調べることができる．

ⓑ 文献データベースの検索

PubMed（MEDLINE），The Cochrane Library および医中誌 Web を使って，目的の疾患に関するザックリとした検索を行う．まず，疾患名の検索語を確認する．疾患名によっては，シソーラスに登録されていない場合もあるので，シソーラス用語の有無または組み合わせ，自然語の場合の表記などを事前に調べておくことが大切である（例：腎盂尿管癌，腰部脊柱管狭窄症）．疾患を表す検索式が決まったら，次は疫学，診断，治療，予後などのカテゴリーごとに組み合わせてみる．まず，疾患を表すシソーラス用語とカテゴリーを表すサブヘディング（副標目）の組み合わせをつくる．次に疾患を表すシソーラス用語と

カテゴリーを表すシソーラス用語を組み合わせ，前者と後者を OR でまとめる手法をよく使う．診断と治療のカテゴリーはヒット件数が桁違いに多いので，さらに細分化することになる．

「腎がんの手術療法」の場合，検索例は次の通りである．

 PubMed での検索例

"Kidney Neoplasms/surgery" [MeSH] OR（"Kidney Neoplasms" [MeSH] AND "Surgical Procedures, Operative" [MeSH]）

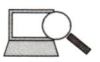 The Cochrane Library での検索例

[mh "Kidney Neoplasms"/SU] OR（[mh "Kidney Neoplasms"] AND [mh "Surgical Procedures, Operative"]）

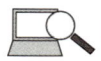 医中誌 Web での検索例

#1	（腎臓腫瘍 /TH）and（SH ＝外科的療法）
#2	腎臓腫瘍 /TH and 外科手術 /TH
#3	#1 or #2

医中誌 Web の場合，シソーラスと副標目の組み合わせ式（上記 #1）は単独でつくらなければいけない．ほかの検索式とまとめた記述にすると，正しく検索されない場合がある．

Column 4

検索してもエビデンスがないとき
　検索してもエビデンスがないときには，それを記録して，今後の研究の発展が期待される場合には，Future research の課題として提案することが望まれる．また，倫理的な理由やそのほかの理由で臨床研究が不可能な場合はそれを明記し，コンセンサス形成に基づいて推奨を作成した場合には，その方法（デルファイ法など）や結果を明記する必要がある．

2 網羅的検索と効率的検索

　診療ガイドライン作成のための文献検索においては，エビデンスの網羅的な収集のための文献検索が求められているため，漏れの少ない検索が必要となる．しかしながら網羅性を重視する余り，ノイズの多く含まれた数千件に及ぶ検索結果をスクリーニングすることは，診療ガイドライン作成を担当している臨床医にとっては非常に難しい作業となる．そこでは網羅性（再現率が高い）を保持しながらも，効率的な（適合性＝精度が高い）検索が必要となる．そのためには適切な検索キーワードを選定することが最も大切である．

　ここでは，医学文献データベースである PubMed を例に，キーワード選定の意味や手順について概説する．

a MeSH で検索することの意味

　PubMed では2種類のキーワードで検索を行う．統制語である MeSH（Medical Subject Headings）とフリーターム（自由語，自然語，文献語など）である．この両者による検索はどうちがうのであろうか．

　文献検索の世界には3種類の言葉が登場する．文献語，索引語，検索語である（表1）．このことを Holm は「文献検索には3種の人が関係する．すなわち著者と索引作成者と索引使用者である．これらの人々は，お互いに学歴，経験，言語習慣が異なるので，検索時に大きなくい違いとなって現れる．ある1つの観点で処理された文献は，（そのままでは）別の観点から取り出せないことが多い．この困難を取り除くためには，この3者に共通する言葉を定め，文献作成，索引作成，検索の各場合に使うようにしなければならない，この共通語の辞典が検索語辞典である．」と説明している[1]．すなわち，適切な検索を行うためには統制語辞典によりコントロールされた索引語を検索語として使用することが必要である，ということである．PubMed でこの統制語辞書の役割を果たしているのが MeSH である．この統制語辞書はシソーラスとも呼ばれ

表1　文献語・索引語・検索語

文献語	文献の中で使われている用語
索引語	文献語の中から，同義語などを整理し，1つの主題概念に1つの語を，概念の代表として決めた用語
検索語	検索に用いる用語

表2　MeSH とフリータームによる検索の比較例

a. 眼科学分野で1988年に出版された論文中の RCT を MEDLINE で検索 [2)]

検　索	ヒット件数	RCT の数	全体の再現率 (n=236)	MEDLINE での再現率 (n=222)	適合率
MeSH による	219	105	44%	47%	48%
フリータームによる	1,520	193	82%	87%	13%

b. 健常人の睡眠についての文献を検索，1996〜2001年の Sleep 誌をハンドサーチし，575論文中137論文を適合論文とした [3)]

検　索	ヒット件数	再現率	適合率
MeSH による	254 件	78%	66%
フリータームによる	354 件	88%	47%

ている．その役割は「同義語や類義語，同音異義語を整理し，1つの代表となるキーワードを一意的に定めておく」ということである．こうして一意的に定められ，その概念を代表する言葉に必要なのは，意味を定める「定義性」，主題概念を理解できる「示唆性」，そして索引語を付与する際の規則を厳密に適用する「一貫性」である．たとえば，乳癌に関する PubMed 検索における索引語として決められているのは Breast Neoplasms という語（これが MeSH）であり，Breast Cancer は文献語（フリーターム）であり，Breast Neoplasms の同義語ということになる．したがって検索する際に用いるべきは索引語（MeSH）と定められている Breast Neoplasms が最も適切である，ということになる．すなわち，索引語を検索語として用いることにより，文献語による検索もカバーできている，ということになる．

　では，なぜ検索語として索引語を用いると網羅性や適合性の高い検索が可能なのであろうか．文献検索の性能を評価する指標として「再現率」と「適合率＝精度」というものがある．再現率は PubMed のような文献データベースの中に存在する求める文献のうちの何％を検索できたか，という指標であり，適合率は検索結果の文献中で求める適合文献は何％あるか，という指標である．これらを使用して文献検索の性能を評価した調査がたくさんあるがそのうちのいくつかを表2に示した．多くの調査研究の結果から，一般的に MeSH による検索は適合率が高くノイズが少ない．一方フリータームによる検索は再現率は

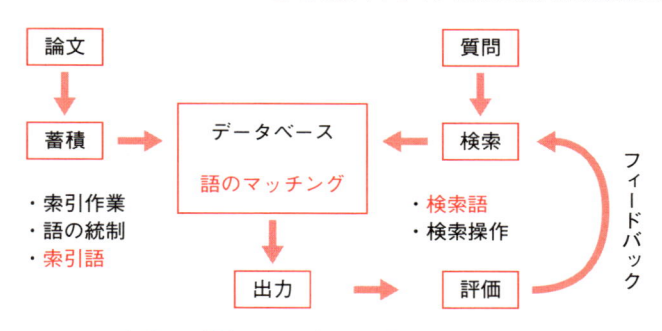

索引語と検索語の一致が文献検索

図1　文献検索とは

文献検索とは，情報を一定の規則で整理，蓄積しておき，それをあとで
必要に応じて取り出す過程の全体を指す.

Ⅰ
基本編

Ⅱ
発展編

Ⅲ
情報ソース
のまとめ

高いがノイズも多い，と結論されている[2,3].

　したがって統制語辞書によりコントロールされ，索引語として明確に定められている MeSH による検索は，的確な文献をヒットさせるのに大変有効な方法であるということができる．一方で MeSH では検索できないような事柄もある．MeSH はおおよそ年に一度改訂されるが，必ずしも新しい概念や用語，物質名などに即時に対応できている訳ではないため，新しい言葉には弱いという欠点ももっている．実際の検索においては，MeSH に加えてフリータームによる検索も考慮しなければならない.

b 情報検索（文献検索）における索引作業の位置付け

　情報検索という言葉は，文献検索の上位概念にあたり，広く情報を探すことを意味するが，なかで文献検索は，ある主題によって，求める的確な文献（論文）をみつけ出す一連の作業を意味している．英語では Information Retrieval と表現されることが多いが，元々は Information Storage and Retrieval という言葉で表現されており，その意味するところは情報の蓄積と検索ということである．つまり，情報が検索される前には情報の蓄積という過程がある，ということになる．これを概念図で示すと図1のようになる．図の左側の情報を蓄積する過程では，1つ1つの論文に対して索引作業が行われ，統制語である索引語が付与される．これがデータベースに蓄積される．一方右側の欄では検索時の主題分析と検索語の選定という作業が行われる．選定された検索語は，データベースに投げられ，データベースの中では索引語と検索語のマッチングが行

われる．こうして索引語と検索語の一致した文献がヒットレコードとして出力される．次いで出力された文献集合を評価し，適切な結果が得られていない場合には検索語の再検討が行われる．

こうした過程の中で，検索語を選定する際には，索引語と一致している語を選ぶことが望ましいことが理解できる．すなわち文献検索を上手に行うには，索引の過程や索引語についての理解があるとなおよいということである．

c PubMed における索引作業： MeSH の付与はどのように行われているのか

PubMed はアメリカの国立医学図書館（National Library of Medicine）で作成されているが，各文献（論文）に索引語としての MeSH を付与しているのは Indexer と呼ばれる人たちである．つまり MeSH の付与は人手により行われているのである．2017 年現在 127 人の Indexer がおり，彼らは論文を読み，その内容を理解して適切な MeSH を付与するという作業をしているのである．概ね 1 つの論文について 10〜15 語の MeSH が与えられる．そのうち疾患を表す用語など，主要な MeSH には重み付けがなされ，Major MeSH と呼ばれている．

索引作業は，①タイトルを慎重に読みそれを理解する，② Introduction の部分を読み論文の目的を探す，③ Material and Methods と Result の部分から方法と結論を読み取る，④記述されている内容ではなく，実際に論じられている主題のみを索引の対象として選ぶ，などの 9 つの項目からなる索引作業マニュアルに則って作業は進められる[4]．

また，MeSH は統制語辞書であるが，MeSH 用語は意味的な上位・下位の階層構造をもっている（図 2）．索引作業を行う際には，この階層構造の中で最も下位の MeSH を付与するという索引原則がある．これは depth indexing と呼ばれる原則で，その名の通り最も深い部分で索引するという意味である．つまり図 2 の例でいうなら，肝硬変（Liver Cirrhosis）についての論文には，その上位語である肝臓疾患（Liver Diseases）という MeSH は付与しない，という原則である．

MeSH には，主題の観点を表すサブヘディングを組み合わせて索引語とすることができ，より厳密に主題を表現することができる．2018 年現在 79 語のサブヘディングが用意されており，より適合性の高い検索ができる手段が提供されている．たとえば肝硬変の薬物療法であるならば，疾患を表す Liver Cirrhosis に薬物療法を表すサブヘディングである drug therapy を組み合わせて

消化器疾患　Digestive System Diseases [C06]
肝臓疾患　　Liver Diseases [C06.552]

Cholestasis, Intrahepatic [C06.552.150] +
Fatty Liver [C06.552.241] +
Focal Nodular Hyperplasia [C06.552.270]
Hepatic Insufficiency [C06.552.308] +
Hepatic Vein Thrombosis [C06.552.347]
Hepatic Veno-Occlusive Disease [C06.552.360]
Hepatitis [C06.552.380] +
Hepatolenticular Degeneration [C06.552.413]
Hepatopulmonary Syndrome [C06.552.455]
Hepatorenal Syndrome [C06.552.465]
Hypertension, Portal [C06.552.494] +
Liver Abscess [C06.552.597] +

肝硬変　　▶ Liver Cirrhosis [C06.552.630]
Liver Cirrhosis, Alcoholic [C06.552.630.380]

図 2　MeSH 階層構造の例

Liver Cirrhosis/drug therapy（MeSH とサブヘディングの間にはスラッシュを挟む）のように表現することができる．これはこのまま検索語とすることができるので，肝硬変の薬物療法についての論文を検索する際には，このようにサブヘディングを利用するとなおよい．

　これらの他にも，チェックタグと呼ばれる MeSH も付与される．これは論文の対象となっているヒトや動物を表したり，性別や年齢を指定しているため，検索結果をさらに絞り込むことができる．

d クリニカルクエスチョン（CQ）の理解と検索キーワード（MeSH など）の抽出

　診療ガイドラインのための文献検索においては，まずガイドライン委員会の作成する CQ の一覧が示される．この CQ から文献検索の結果としての文献リストを作成するまでには，次の 6 つのステップを踏むことになる．
① CQ を理解する
②言葉の意味を知る（辞書や辞典の利用）
③ PICO を作成する（主題分析）
④キーワードの選定（MeSH を選ぶ）
⑤検索実行後の結果の評価（検索語の適切性の検定）
⑥キーワードの再選定による再検索の実施
　これらのステップを次の CQ を例に考えてみよう．

> **CQ9**「小児期に発症した成人喘息患者に対して，ステロイド剤の吸入は症状を緩和するか？」

①まず CQ の理解という部分である．

疾患は	－	喘息
病態は	－	成人後も喘鳴が続く
治療は	－	ステロイド剤の継続投与

②次にそれぞれの言葉の意味を調べる．

- 「喘息」という病気はどのような病気か
  - ・呼吸器の疾患　－　気道の炎症や狭窄がある
  - ・症状　－　喘鳴，呼吸困難
  - ・治療　－　ステロイド剤の吸入など
  - ・副作用　－　成長抑制
  - ・危険因子　－　アレルゲン（ダニ，ほこり，カビなど）
  - ・自然歴　－　小児喘息の多くは中学生くらいで寛解
- 小児喘息から継続する成人の「喘息」とは

　小児喘息の約 8 割が 3 歳半までに，9 割が 6 歳ころまでに発症する．その後過半数の症例は思春期前後までに寛解する．そのうち半数前後は成人後も寛解を維持するが，2 割前後は寛解後再発し，残りの 2〜3 割は寛解せずに成人期までもち越す．

　というような事柄を，文献検索を実施するまでに把握しておくとよい．

③ PICO としては次のようなものが考えられ，キーワードを選び，MeSH に
置き換える．

Q9 の PuBMed での検索例（検索日：2018 年 10 月 31 日）

PICO	疑　問	キーワード	MeSH
P	喘息症状をもつ成人で，小児期からの継続	喘息	Asthma
		成人	Adult（チェックタグの年齢指定）
I	ステロイド剤による治療（吸入ステロイド剤）	ステロイド剤	Steroids, Adrenal Cortex Hormones, Anti-Asthmatic Agents など
		吸入	Administration,Inhalation
C	ほかの治療（無治療やほかの薬剤）		
O	症状の緩和や予後の改善	予後	Prognosis, Follow-up Studies

#1	asthma［mesh］AND steroids AND prognosis Filters: Adult: 19-44years	836 件
#2	asthma［majr］AND steroids AND prognosis Filters: Adult: 19-44 years	801 件
#3	asthma/drug therapy［majr］AND steroids AND prognosis Filters:Adult: 19-44 years	673 件
#4	asthma/drug therapy［majr］AND steroids AND prognosis AND"Administration, Inhalation" Filters: English; Japanese; Adult: 19-44years	357 件

ポイント 1　まず，P：疾患である喘息，I：治療はステロイド剤，O：その
アウトカムとしての予後に関する 3 つのキーワードを掛け合わ
せて検索してみる．チェックタグとして年齢で絞り込む．

ポイント 2　主題として重要な MeSH を Major MeSH としてみる

ポイント 3　サブヘディングを利用してみる

ポイント 4　検索語を増やし，AND で結んで検索する．今回は，ステロイド
剤の吸入療法なので，その MeSH を掛け合わせてみる．また，
日本語と英語の論文に絞り込んでみる．

　その結果ヒットした文献の例として「Chauhan BF, Ducharme FM：Anti-
leukotriene agents compared to inhaled corticosteroids in the management of recurrent

Ⅰ 基本編

Ⅱ 発展編

Ⅲ 情報ソースのまとめ

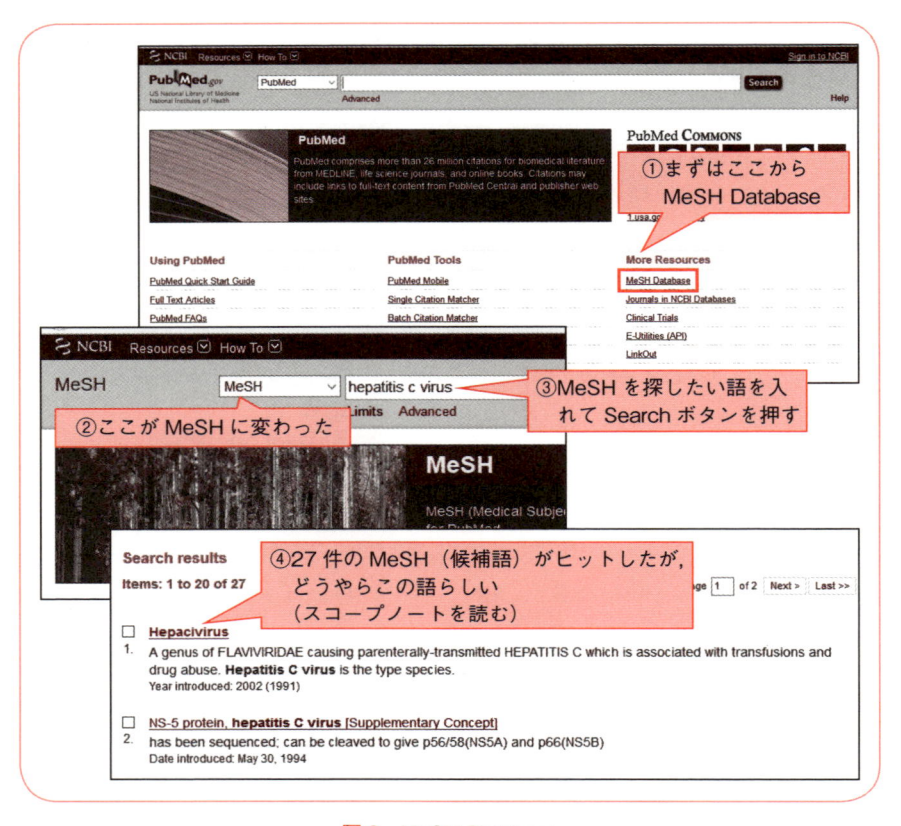

図3　MeSH Database

and/or chronic asthma in adults and children. Cochrane Database Syst Rev 2012（5）：CD002314」がある.

　この論文はコクランのシステマティックレビューでもあり，日本語にすると「大人および子どもの再発性および/または慢性喘息の管理における吸入コルチコステロイドと比較した抗ロイコトリエン剤」というような論題なので，概ね適合している論文と推測できる.したがって検索式としてはほぼ妥当であろうと判断できる.

　以上のようなステップを繰り返して文献検索を行うことになる.

e MeSH の探し方

　CQ を理解し，PICO からキーワードへと置き換えていく際に検索語として

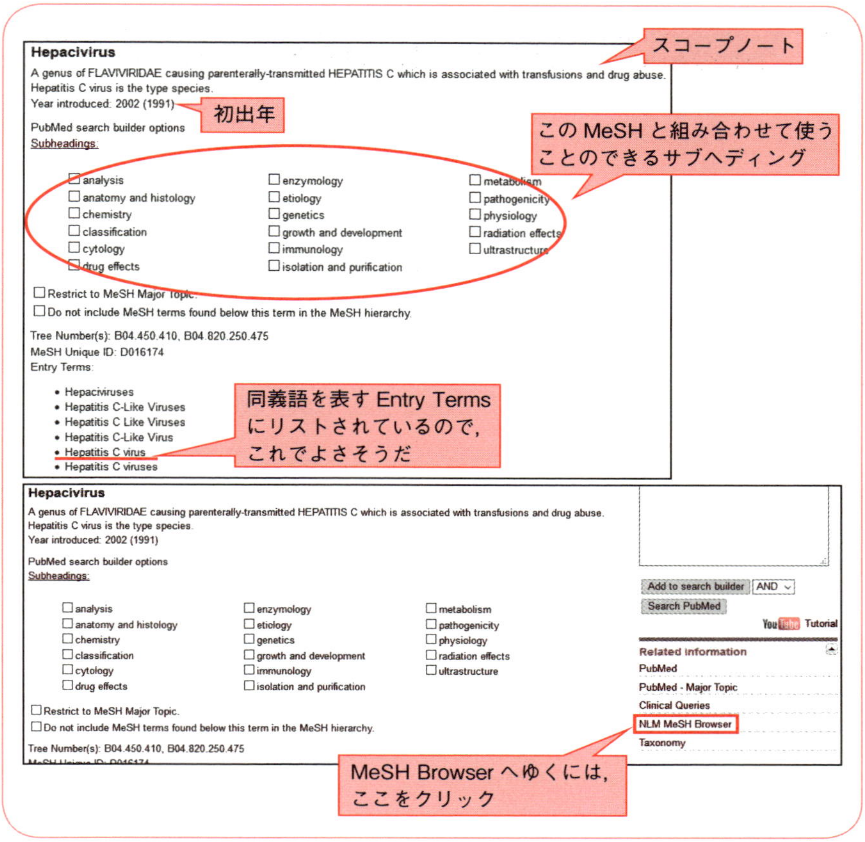

図4　MeSH の検索結果画面

MeSH を選定していく作業では，次に紹介するいくつかの方法を用いて MeSH を探すことができる．なお，簡便な探し方は基本編に記載した．

1）MeSH Database と MeSH Browser を利用する（図3～5）

　MeSH を探すもととなる英語のキーワードが分かっているときなどに，その語を足掛かりにして MeSH を探す方法である．MeSH Database は PubMed のトップ画面から入ることができる．また MeSH の検索結果画面から直接PubMed 検索を実行できる Search Builder が用意されている．

　MeSH Browser は MeSH Database の検索結果画面からたどっていくのが簡便

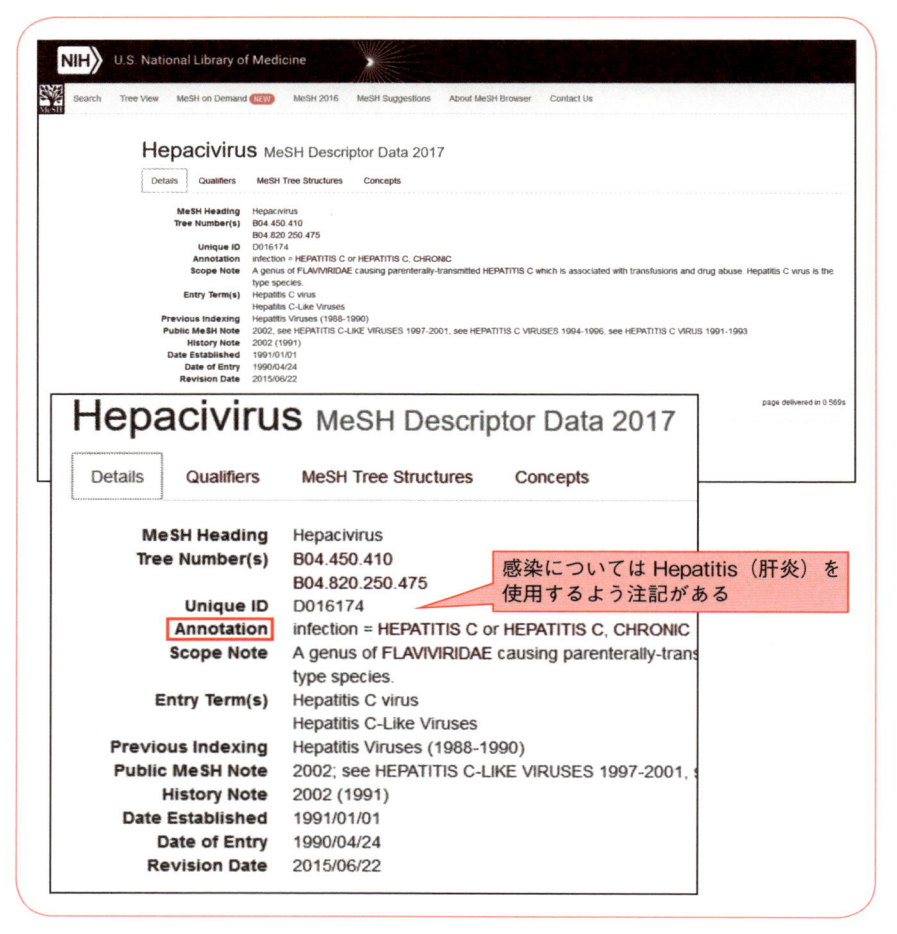

図5　MeSH Browser

な方法である（図4）．元々は Indexer のために用意されている情報なので，Annotation や Online Note などの付加情報が掲載されている．特に Annotation は，たとえば Stomach Diseases の MeSH から MeSH Browser へ行くと，そこには Annotation として inflamm dis = GASTRITIS; gastric varix or varices = ESOPHAGEAL AND GASTRIC VARICES という記述があり，胃の炎症については Gastritis という MeSH を使用しなさい，であるとか，静脈瘤については Esophageal and Gastric Varices という MeSH を使用しなさい，というような指示がある（図5）．

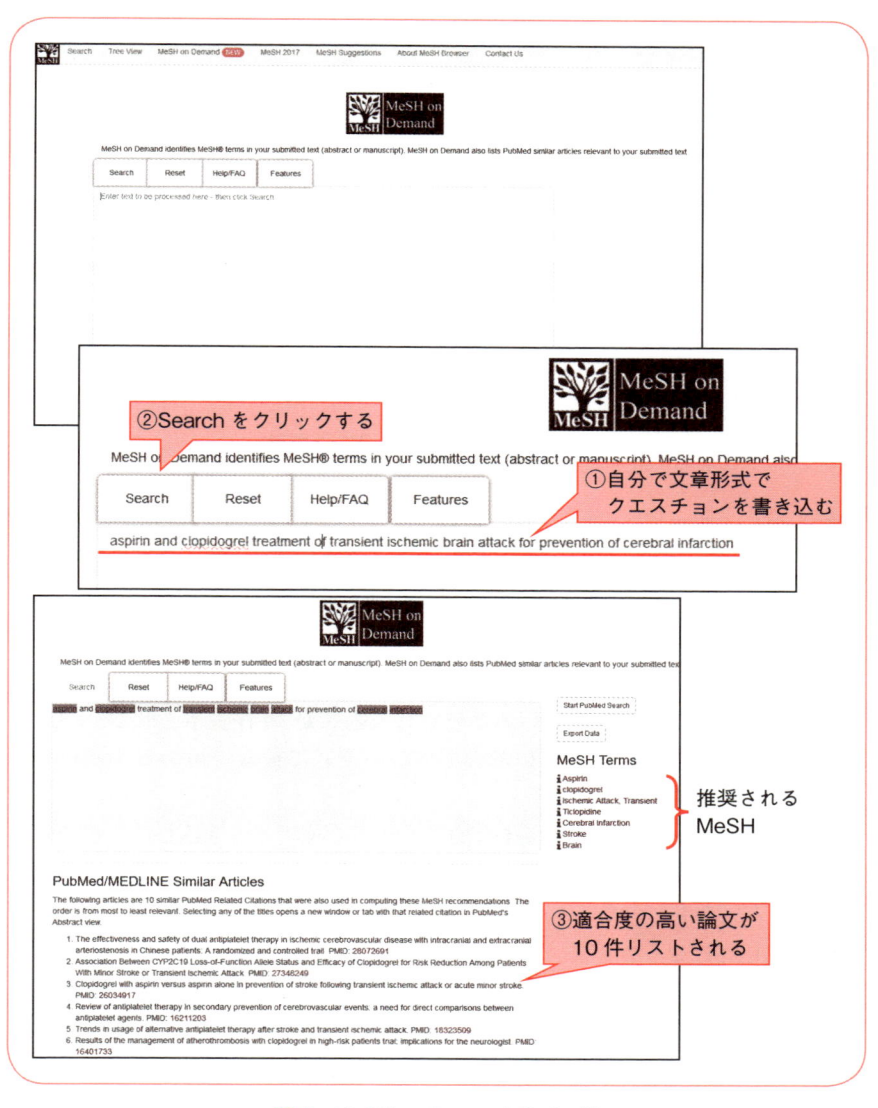

図6　MeSH on Demand のページ

2）MeSH on Demand を使う（図 6, 7）〔https://meshb.nlm.nih.gov/MeSHonDemand〕

MeSH on Demand はフリータームのフレーズから MeSH を探すユーティリティである．CQ を，そのまま英語に訳して MeSH on Demand の枠に書き込み

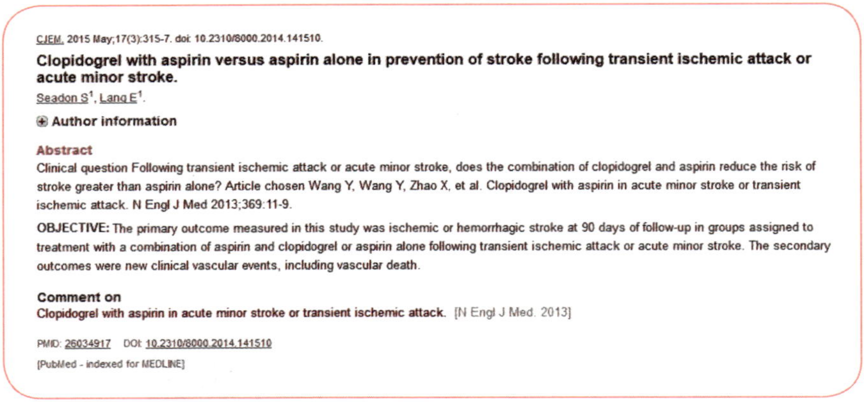

CJEM. 2015 May;17(3):315-7. doi: 10.2310/8000.2014.141510.

Clopidogrel with aspirin versus aspirin alone in prevention of stroke following transient ischemic attack or acute minor stroke.

Seadon S[1], Lang E[1].

⊕ Author information

Abstract
Clinical question Following transient ischemic attack or acute minor stroke, does the combination of clopidogrel and aspirin reduce the risk of stroke greater than aspirin alone? Article chosen Wang Y, Wang Y, Zhao X, et al. Clopidogrel with aspirin in acute minor stroke or transient ischemic attack. N Engl J Med 2013;369:11-9.

OBJECTIVE: The primary outcome measured in this study was ischemic or hemorrhagic stroke at 90 days of follow-up in groups assigned to treatment with a combination of aspirin and clopidogrel or aspirin alone following transient ischemic attack or acute minor stroke. The secondary outcomes were new clinical vascular events, including vascular death.

Comment on
Clopidogrel with aspirin in acute minor stroke or transient ischemic attack.　[N Engl J Med. 2013]

PMID: 26034917　DOI: 10.2310/8000.2014.141510

[PubMed - indexed for MEDLINE]

図 7　3 番目にリストされている文献

検索すると，利用を推奨される参考 MeSH ばかりではなく，適合度の高い 10 件の文献が示される，というものである．

　ここでは例として「一過性脳虚血発作後の脳梗塞に対して，アスピリンやプラビックスは再発を予防するか」という CQ を MeSH on Demand で調べてみる．英語で書き込み Search ボタンを押すと，右欄に推奨される MeSH が表示され，また下欄には適合していると思われる論文が 10 件表示される．図 7 に示すような論文がヒットしているので，この主題で検索に用いる MeSH を選ぶうえでは大変参考になる．

　ポイントは Text to be Processed の欄に，うまく英語で書き込むことができるかどうか，という点である．1 万語まで書くことができるので，単語を並べるだけでもよいかもしれない．

　うまく MeSH をみつけることができたであろうか．しかしながら，多くの調査で，文献検索による再現率は 60 ％程度であることが示されている．適切な MeSH を探すことができても，40 ％の文献は検索から漏れてしまうことになる*．検索結果の評価や検索式の評価が大切となる．再現率と適合率を同時に高めることは大変難しいが，適切な検索語を選ぶことにより，少しでも漏れもノイズも少ない検索を目指したい．

---

　*　データベース検索では探せない文献を探す手段としてハンドサーチなどが用いられる．

Column 5

ハンドサーチとは？

　システマティックレビューの検索ではエビデンスとなる文献を漏れなく網羅的に抽出しなくてはならない．しかし，電子的な文献検索だけでは完全に網羅できないといわれており，それに加えてハンドサーチや引用文献検索が補完的に行われている．

　ハンドサーチとは，ランダム化比較試験 randomized controlled trial（RCT）や準ランダム化比較試験 controlled clinical trial（CCT）の論文を漏れなく確認するために，論説や短報などを含めて，雑誌を 1 ページ 1 ページ，人による手作業で計画的に検索することである[1]．コクランハンドブックによるとハンドサーチは特に会議録の検索に有効であるとされている[2]．なお，システマティックレビューに文献検索式によって得られなかった既知文献を追加することを「ハンドサーチ」と呼ぶのは誤用である．

1) 日本ハンドサーチ・エレクトロニックサーチ研究会〔http://jhes.umin.ac.jp/HSmanual/htmlform.html〕（2018 年 12 月 7 日閲覧）
2) Chapter6：Sources to search．6.2.2.1：Handsearching．Cochrane Handbook for Systematic Reviews of Interventions Version 5.1.0〔http://handbook-5-1.cochrane.org〕（2018 年 12 月 7 日閲覧）

📖 文　献

1) Holm BE, Rasmussen LE：Development of a technical thesaurus. American Documentation banner **12**：184-190, 1961
2) Dickerson K et al：Identifying relevant studies for systematic review. BMJ **309**：1286-1291, 1994
3) Jenuwine ES et al：Comparison of Medical Subject Headings and text-word searchies in MEDLINE to retrieve studies on sleep in healthy individuals. J Med Libr Assoc **92**：349-353, 2004
4) The MEDLINE Indexing Process：Determining Subject Content〔https://www.nlm.nih.gov/bsd/disted/meshtutorial/principlesofmedlinesubjectindexing/theindexingprocess/〕（2018 年 12 月 7 日閲覧）

3　推奨作成のためのエビデンスの収集 ●●●●●●●●●●●●●●●

a 害の検索

1) なぜ害の文献検索が必要か

治療の際には，症状が改善するといった益の結果だけでなく副作用などの有害な結果も起こりうる．診療ガイドライン作成にあたっては，その両方の結果についてシステマティックレビューを行い，検証することが望ましい．臨床の場で適切な治療を選択するためには，益と害のバランスのとれた推奨を作成することが求められる[1]．

しかしながら，診療ガイドラインの作成には多くの労力と時間，費用がかかるため，すべての診療ガイドライン作成時に益と害両方のシステマティックレビューを行い，検証することは現実的には難しい．診療ガイドラインのスコープや CQ 作成時に，害について詳細な評価が必要かどうかを検討することが重要である．

害といった場合，治療による害だけでなく，経済的な負担や精神的，身体的負担も含まれる[1]が，ここでは主に薬剤による治療の副作用*の検索方法について解説する．

2) どのようなときに副作用の文献検索が必要か

明らかに益が勝っている治療や，あまり使われない治療について，害の詳細な検討をすることは意味がない．益と害の差が小さいとき，安全性プロファイルの異なる有効な治療法が複数あるとき，効果はあるものの治療が続けられなくなるほどの強い副作用があるとき，などの場合には，副作用について検討するための文献検索が必要となる（**表 1**）[2,3]．

3) 副作用の文献検索の種類

副作用の検索には 2 つの手法が考えられる．1 つはすでに知られている，重篤な副作用を特定して検索する方法である．比較的検索しやすい反面，事前にわかっている副作用しか検索できないというデメリットがある．もう 1 つは副作用を特定せず，網羅的に検索する方法である．こちらはまだ知られていない副作用を見出し，評価することができるが，適切な文献を探すのが難しく，作

＊　薬剤の副作用とは薬剤との因果関係が認められるものを指し，薬剤を投与した際に生じる意図しないすべての有害な反応については有害事象という[4]．

表1 害の詳細な評価が必要と考えられるケース

治療による益と害の差が小さい 例：不確かな効果が想定され，害の可能性もある 例：潜在的に非常に有効だが，安全性に重大な懸念がある
安全性プロファイルの異なる治療法が複数ある 例：効果の程度は似ているが，安全性が異なる治療法が複数ある場合どれを選ぶか 例：効果は高いが深刻な副作用がある治療法と，効果は低いが安全性が高い治療法のどちらを選ぶか
効果に重要な作用をもつが，治療を続けられないほどの害がある 例：治療を中断するか，低用量を試みるか，薬剤を変更するかなど

［Loke YK et al : Systematic reviews of adverse effects : framework for a structured approach. BMC Med Res Methodol **7**, 32, 2007 をもとに作成］

業量も膨大になるデメリットがある[2]．副作用の検索をする際には診療ガイドラインの作成目的に照らして，どちらの検索方法を選択するか決めるとよいだろう．

4) どのように検索するか

副作用の検索は難しいといわれている．なぜなら，副作用は多くの場合研究の主目的ではないために，論文化されることが少なく，タイトルや抄録に副作用を示すワードが含まれていないことが考えられる．さらに副作用を表現する言葉も多様なため，すべてを拾うことは困難である[5]．また，副作用を示すMeSH が付与されていない場合や，研究タイプが付与されていないこともある．このため，通常行われる益の検索と同じ方法では検索することが難しい．

☞サブヘディングとフリータームを組み合わせる

副作用の検索にはサブヘディングとフリータームを組み合わせると再現率が高い検索ができる[2,6]．

Column 6

副作用の検索効率

　Golder らの報告[1] によると，コクランハンドブック等のシステマティックレビュー作成ガイダンスの公表以降，タイトルや抄録に副作用を示すワードが含まれている率は向上している．また，臨床試験において，効果がなかったというようなマイナスの結果についても論文化されているという報告[2] もあり，今後は副作用の検索効率も向上する可能性がある．

1) Golder SU et al : Comparison of search strategies in systematic reviews of adverse effects to other systematic reviews. Health Info Libr J **31** : 92–105, 2014
2) Evoniuk G et al : Impact of study outcome on submission and acceptance metrics for peer reviewed medical journals : six year retrospective review of all completed laxoSmithKline human drug research studies BMJ **357** : 1726, 2017

CQ10「急性脳塞栓患者に対して t-PA 投与による副作用は起こるか？」

 CQ10 の PubMed での検索例

〈サブヘディングを使った検索例〉

● 特定の副作用の MeSH にサブヘディングを付ける

PICO		キーワード	MeSH
P	脳卒中	acute ischemic stroke, acute ischaemic stroke, brain attack, cerebral stroke　など	Stroke［MeSH］, Brain Ischemia［MeSH］
I	薬剤名	t-PA, rt-PA, alteplase	Tissue Plasminogen Activator［MeSH］
C	なし		
O	頭蓋内出血	cerebral hemorrhage, brain hemorrhage, Intracranial Hemorrhage　など	Intracranial Hemorrhages［MeSH］

> 例：Stroke［MeSH］AND Tissue Plasminogen Activator［MeSH］AND Intracranial Hemorrhages/chemically induced［MeSH］

●副作用を引き起こす薬剤の MeSH にサブヘディングを付ける

PICO		キーワード	MeSH
P	脳卒中	acute ischemic stroke, acute ischaemic stroke, brain attack, cerebral stroke　など	Stroke［MeSH］, Brain Ischemia［MeSH］
I	薬剤名	t-PA, rt-PA, alteplase	Tissue Plasminogen Activator［MeSH］
C	なし		
O	なし		

例：Stroke［MeSH］AND Tissue Plasminogen Activator/adverse effects［MeSH］

●サブヘディングだけで検索する

PICO		キーワード	MeSH
P	脳卒中	acute ischemic stroke, acute ischaemic stroke, brain attack, cerebral stroke　など	Stroke［MeSH］, Brain Ischemia［MeSH］
I	薬剤名	t-PA, rt-PA, alteplase	Tissue Plasminogen Activator［MeSH］
C	なし		
O	副作用サブヘディング		adverse effects［sh］, complications［sh］, drug effects［sh］, poisoning［sh］など

例：Stroke［MeSH］AND Tissue Plasuminogen Activator［MeSH］AND（adverse effects［sh］OR complications［sh］OR drug effects［sh］

〈フリータームを使った検索例〉

　検索フィールドを［tiab］に限定してフリータームで検索することで，タイトルや抄録に含まれる副作用に関する語を検索することができる．

　例：safe*［tiab］, side effect*［tiab］, undesirable effect*［tiab］, tolerability

[tiab]，toxicity［tiab］，adverse effect*［tiab］，adverse reaction*［tiab］，adverse event*［tiab］，adverse outcome*［tiab］，harm*［tiab］，risk*［tiab］など

ポイント1 アスタリスクをつけると前方一致検索となる

ポイント2 サブヘディング も MeSH と同じく階層構造があり，PubMed では自動的にそれぞれの下位概念のサブヘディングが付与された文献も検索（explode）される．それを回避したい場合はサブヘディングの後ろに［sh:noexp］と記述する．

　　　　　　　　階層構造の例：pharmacology

　　　　　　　　　　　　　　adverse effects

　　　　　　　　　　　　　　　poisoning

　　　　　　　　　　　　　　　toxicity

　　　　　　　　　　　　therapeutic use

　　　　　　　　　　　　　　adverse effects

　　　　　　　　　　　　　　poisoning

〈研究タイプ〉

　益の検索をする場合，エビデンスレベルの高い RCT で絞り込むことが推奨されている．しかし，RCT は治療の益を検証することを目的にデザインされているため，稀な副作用や長期的な副作用のデータがあまり含まれていない．副作用は，観察研究や，症例報告などで報告されることが多い [7, 8]．観察研究は副作用に関しては RCT とかわらないエビデンスがあるとの報告もある [9] が，研究デザインの性質上バイアスの影響を受けやすい可能性があるためデータを批判的に検討した方がよい [2]．

5）副作用検索の便利なツール

〈医中誌 Web での検索〉

　医中誌 Web には「副作用に関する文献」の絞り込み条件のチェックボタンがある（図1）．

　キーワードを入力し，このボタンをチェックして検索すると，薬剤名や病名など目的の検索結果の中から，副作用に関する副標目（毒性・副作用，化学的誘発，有害作用のいずれか）が付与されているか，タイトルに「副作用」というワードが含まれている文献に絞り込むことができる（医中誌 Web HELP〔http://www.jamas.or.jp/web_help5/shibori.html〕）．

　便利な機能だが，入力するキーワードが統制語にマッピングされていなけれ

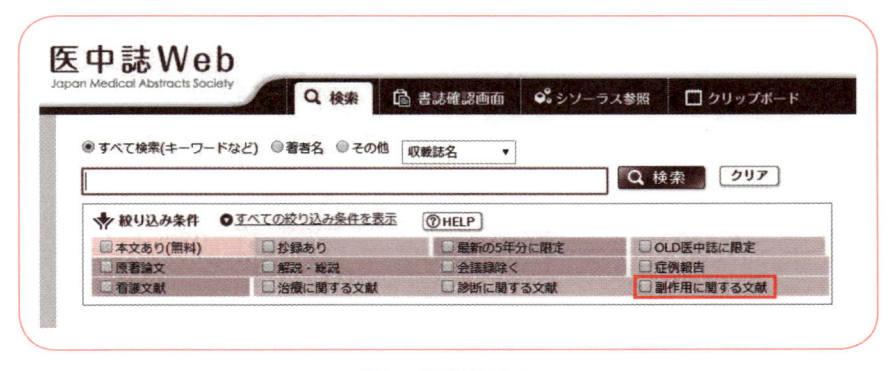

図1　医中誌 Web

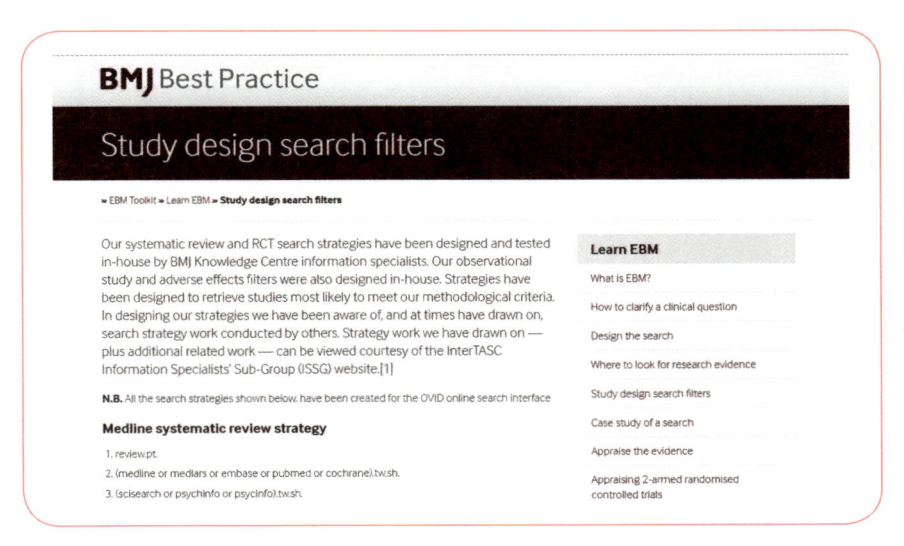

図2　BMJ Clinical Evidence Study design search filters

ばならず，副作用に関する副標目がつけられていない文献や，タイトルに有害事象など「副作用」以外のワードが使われている，または副作用に関するワードが入っていない文献は漏れてしまう点に気をつけなければならない.

〈検索フィルタを利用した検索〉

　害の検索について海外では様々な研究が行われており，フィルタも複数公開されている（図2, 3）.

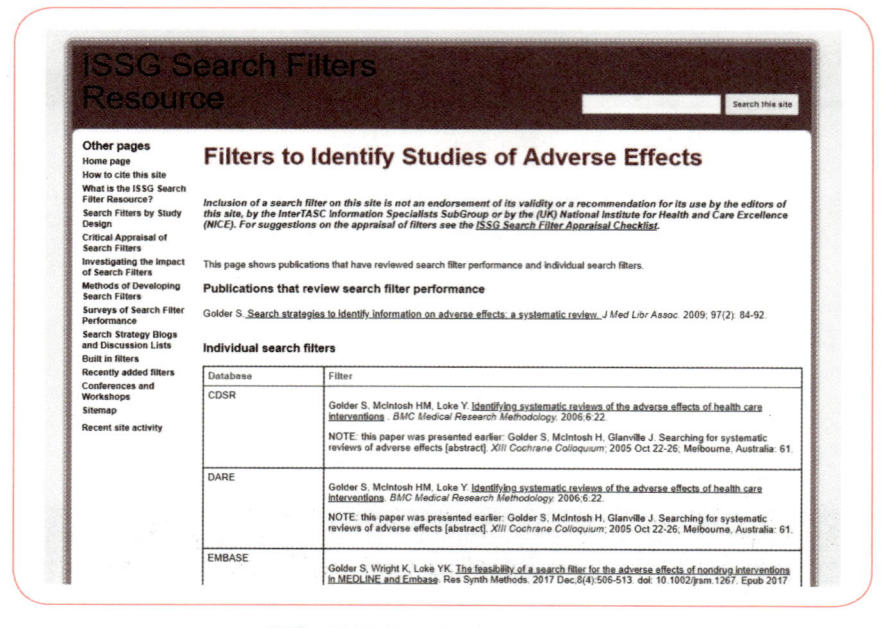

図3　ISSG Search Filters Resource

- BMJ Clinical Evidence Study design search filters：BMJ Clinical Evidence が作成・公開している目的別検索フィルタ（図2）[10]
- 「ISSG Search Filters Resource」：CDSR, DARE, EMBASE, MEDLINE, それぞれのデータベースごとの副作用フィルタについて検討した論文のリンク集（図3）[11].
- 副作用を網羅的に検索するため，感度が高くなるように作成した PubMed 用フィルタ（Golder ら[6] の改変[12]）

((ae ［SH］OR co ［SH］OR de ［SH］) OR (safe ［TIAB］OR safety ［TIAB］OR side effect* ［TIAB］OR tolerability ［TIAB］OR toxicity ［TIAB］) OR (adverse effect* ［TIAB］OR adverse reaction* ［TIAB］OR adverse event* ［TIAB］OR adverse outcome* ［TIAB］))

6）副作用の情報源

　副作用の報告は論文としては公表されないことも多いため[13]，文献データベースの検索だけでなく，副作用報告や臨床試験報告書等の論文化されていな

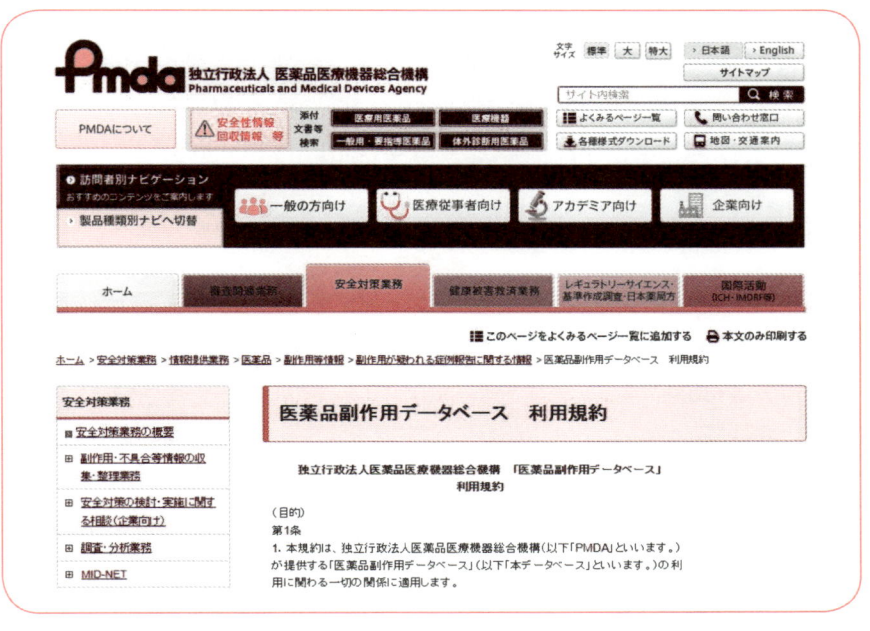

図4　医薬品副作用データベース

いデータも活用する.

〈情報データベース〉

- 医薬品副作用データベース：法律に基づき有害情報の報告が義務化されており，医薬品・医療機器等安全性情報報告制度による医薬品副作用データベースには最新の報告が集約されている（図4）[14].
- TOXLINE：生化学，薬理学，薬物その他化学物質の毒物学的反応などをカバーする書誌情報データベース．米国の National Library of Medicine（NLM）が提供する TOXNET の1つ（図5）[15].
- MID-NET®：有料，申出とその審査が必要.
  MID-NET® は，国の事業で構築されたデータベースシステムで，国内の協力医療機関が保有する電子カルテやレセプト（保険診療の請求明細書）等の電子診療情報をデータベース化して，それらを解析するためのシステム.
  〔https://www.pmda.go.jp/safety/mid-net/0001.html〕
- Clinical Study Data Request Site：臨床試験を行う製薬会社，政府機関，学術機関等の臨床試験データのデータベース（図6）[16].

Ⅰ　基本編

Ⅱ　発展編

Ⅲ　情報ソースのまとめ

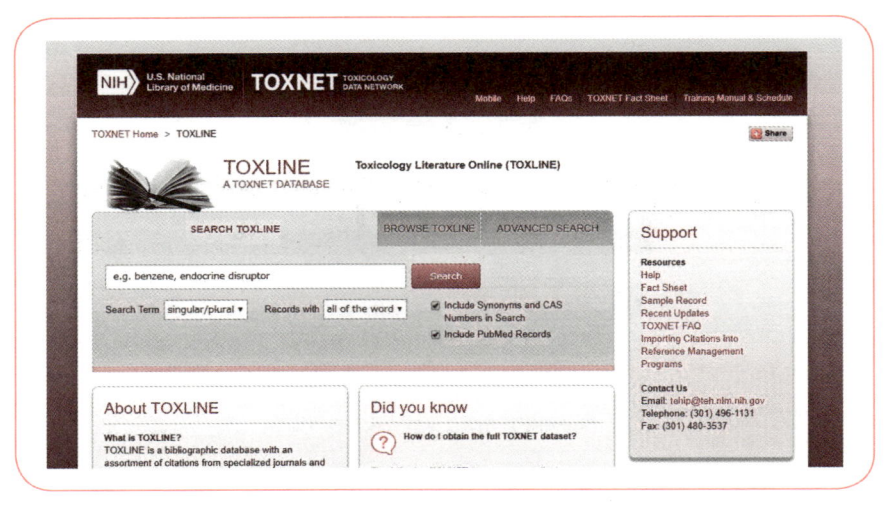

図 5　TOXLINE

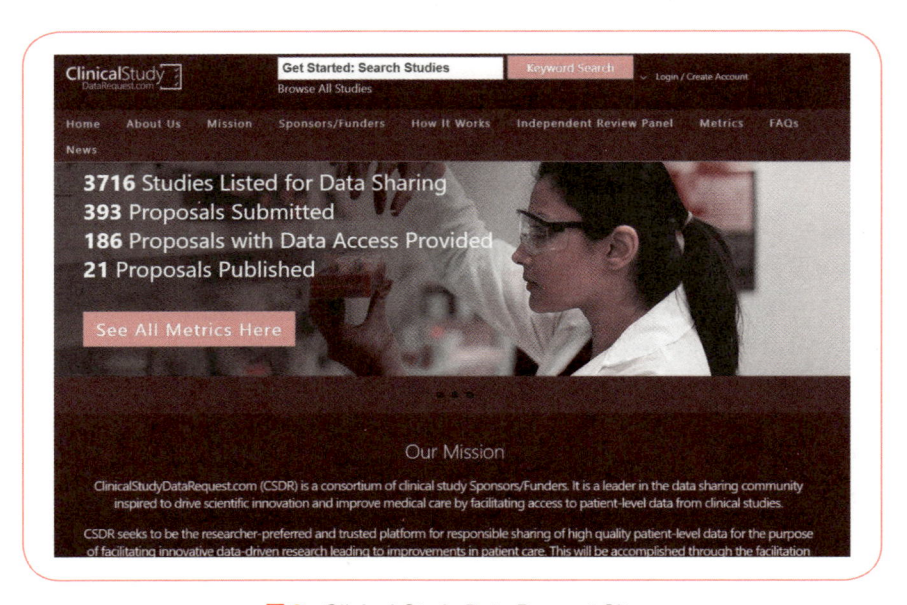

図 6　Clinical Study Data Request Site

〈医薬品に関する情報サイト〉

● 独立行政法人医薬品医療機器総合機構（PMDA）：医薬品などの健康被害救済，承認審査，安全対策の 3 つの役割を一体として行う世界で唯一の公的機関．市販後における安全性に関する情報の収集，分析，提供を行う．〔https://www.pmda.go.jp/〕

〈副作用の検索に関する情報サイト〉

● Cochrane Adverse Effects Methods Group：Cochrane Methods のグループの 1 つである Cochrane Adverse Effects Methods Group は，有害事象に対する意識を

Column 7

治験の総括報告書（Clinical Study Reports：CSR）

　治験の総括報告書は日・米・EU 三極医薬品承認審査ハーモナイゼーション国際会議（ICH）により，その標準的な作成方法がガイドラインで示されている．ガイドラインに則って作成された場合，副作用に関する記述は以下の項目にある[1]．

　9.5　　有効性および安全性の項目

　9.7　　治験実施計画書で計画された統計手法および症例数の決定

　12.2　有害事象

　12.3　死亡，その他の重篤な有害事象および他の重要な有害事象

　14.3　安全性データ

　1）治験の総括報告書の構成と内容に関するガイドラインについて
　　〔https://www.pmda.go.jp/files/000156923.pdf〕（2018 年 12 月 7 日閲覧）

Column 8

治療による害のフィルタ

　治療による害の中には，薬剤の有害事象や副作用のほかに，外科治療や医療機器による合併症などがある．現在公表されている害のフィルタは薬剤の副作用についての再現率は比較的高いが，その他の害についての再現率はまだ改善の余地がある[1,2]．

　1）Farrah K et al : Effectiveness of adverse effects search filters : drugs versus medical　devices. J Med Libr Assoc **104** : 221-225, 2016

　2）Golder SU et al : The feasibility of a search filter for the adverse effects of non-drug interventions in MEDLINE and EMBASE. Res Synth Methods **8** : 506-513, 2017

高め，有害事象の検索方法を研究するとともにシステマティックレビューに有害事象のデータを含めることを推進している．

〔https://methods.cochrane.org/adverseeffects/〕

📖 文　献

1) 福井 次矢，山口 直人：Minds 診療ガイドライン作成の手引き．医学書院 東京，2014
2) Cochrane Handbook for Systematic Reviews of Interventions. Version 5.1.0.〔https://handbook-5-1.cochrane.org〕（2018 年 12 月 7 日閲覧）
3) Loke YK et al : Systematic reviews of adverse effects : framework for a structured approach. BMC Med Res Methodol 7 : 32, 2007
4) 厚生労働省医薬食品局安全対策課長通知：承認後の安全性情報の取扱い—緊急報告のための用語の定義と報告の基準について．薬食安発 0328007 号，2005 年 3 月 28 日
5) Golder SU, Loke YK : Sensitivity and precision of adverse effects search filters in MEDLINE and EMBASE : a case study of fractures with thiazolidinediones. Health information and libraries journal 29 : 28-38, 2012
6) Golder SU, Loke YK : The performance of adverse effects search filters in MEDLINE and EMBASE. Health Info Libr J 29 : 141-151, 2012
7) Levine M et al : Users' Guides to the Medical Literature — A Manual for Evidence-Based Clinical Practice, 3rd ed. McGraw-Hill Education, American Medical Association, 2015
8) Centre for Reviews & Dissemination : Systematic Reviews : CRD's Guidance for Undertaking Reviews in Healthcare. University of York NHS Center for Reviews & Dissemination, 2009
9) Golder SU et al : Meta-analyses of adverse effects data derived from randomised controlled trials as compared to observational studies : methodological overview. PLoS Med 8 : e1001026, 2011
10) BMJ Clinical Evidence Study design search filters〔http://bestpractice.bmj.com/info/toolkit/learn-ebm/study-design-search-filters/〕（2018 年 12 月 7 日閲覧）
11) ISSG Search Filters Resource〔https://sites.google.com/a/york.ac.uk/issg-search-filters-resource/adverse-eventsfilters〕（2018 年 12 月 7 日閲覧）
12) 重川 須賀子ほか：診療ガイドライン作成における有害事象の網羅的検索方法の検討．医学図書館．65 : 42-48, 2018
13) Golder SU et al : Most systematic reviews of adverse effects did not include unpublished data. Journal of Clinical Epidemiology 77 : 125-133, 2016
14) 医薬品副作用データベース〔http://www.pmda.go.jp/safety/info-services/drugs/adr-info/suspected-adr/0003.html〕（2018 年 12 月 7 日閲覧）
15) TOXLINE〔https://toxnet.nlm.nih.gov/newtoxnet/toxline.htm〕（2018 年 12 月 7 日閲覧）
16) Clinical Study Data Request Site〔https://www.clinicalstudydatarequest.com/〕（2018 年 12 月 7 日閲覧）

b 費用対効果の検索

1) 費用対効果を考慮する必要性

費用対効果の評価は、効率的な資源配分のために、医療介入を比較できるようにするためのツールである[1]. 医療技術評価の1つとして、日々の診療から国の政策まで幅広くかかわるものだ. 資源配分という観点では、希少疾患かどうか、小児、高齢者などの年齢層の問題など、意思決定の際何を優先すべきかについて倫理的、社会的に考慮あるいは検討すべき論点が出てくる場合もあるが、その際にも費用対効果の分析が重要な参考事項になることは間違いない.

効果には、病気が治癒したかといった診療そのものの成果と、患者や国民一人ひとりの quality of life（QOL）とのバランスが含まれる. QOLという、人の価値観にかかわる問題を定量化し比較するものであることと、病院施設、自治体、国など、立場により何をコストに含めるかが変わってくる[2] ことも念頭におき慎重に文献の収集や吟味をする.

2) 費用対効果の研究に使われる分析方法

a) 分析と指標の種類

医療経済の評価には、以下の分析手法、指標がある[1~3].

- cost analysis　費用分析：コストの比較のみを行う分析.
- cost-minimization analysis　費用最小化分析：同じ効果の医療技術を比較して、どちらのコストが少なくて済むかの分析.
- cost-effectiveness analysis　費用効果分析：具体的な指標を設定して行う分析. たとえば生存年数、治癒した患者数など.
- cost-utility analysis　費用効用分析：患者の QOL を考慮した分析. 指標として、後述の QALY を用いる.
- cost-benefit analysis　費用便益分析：診療の効果を金銭換算する分析. たとえば患者が就労者である場合、1年間延命できた場合のコストを、その1年で得られるであろう利益（たとえば賃金などもその1つ）から差し引いた額など.
- Quality-Adjusted Life Years（QALY）質調整生存年（指標）：生存年数に QOL 評価値で重み付けしたもの. QOL 評価値は、患者の質問票への回答から算出する. QALY を算出するために開発された、EQ-5D、SF-36 などいくつかの尺度によるものがある.
- incremental cost effectiveness ratio（ICER）増分費用効果比（指標）：医療技術を比較して、追加的効果を得るためにかかる追加コストを割合で表したもの.

b）分析手法のガイドライン

　国内においては分析手法の共通化による評価の透明化，質の確保の試みが始まっており，2013 年に「医療経済評価研究における分析手法に関するガイドライン」が発表された [4,5]．その中では，cost-effectiveness analysis，cost-minimization analysis，cost-utility analysis を費用効果分析の一種として考え分析手法の原則と位置付け，効果指標は QALY として推奨されている [3]．

c）研究の報告形式のガイドライン

　費用対効果に関する研究の報告形式の質向上を目指すものとして，International Society for Pharmacoeconomics and Outcomes Research（ISPOR）[6] が発表した CHEERS 声明があげられる．声明の中に書かれているチェックリストは，含めるべき内容がリストされており，執筆のためだけでなく，論文を読む際にも参考になる [7,8]．

3）費用対効果に関する研究と診療ガイドラインへの適用
a）日本の状況

　わが国においては，診療ガイドラインは多数作成されているが，現状では費用対効果評価は含まれているものは少ないともいわれる [9]．

　足りないデータは海外データを利用することになるが，特に QOL 値や費用については国内の数値が望ましいため [10]，臨床研究の増加が待たれる．また，「中央社会保険医療協議における費用対効果評価の分析ガイドライン」[11] により，国の施策に反映する方針が明確になり，2016 年 4 月より試行が始まった．

　今後作成される診療ガイドラインには，費用対効果をどのように含めていくのか議論が待たれるところである．

b）海外の状況

　費用対効果を診療ガイドラインに取り入れている代表的な国はイギリスであり，NICE [12] が作成する診療ガイドラインの多くに費用対効果の検討がされている．ガイドライン作成マニュアルには，社会的価値判断に重点を置く姿勢とともに費用対効果評価を盛り込むための手順が含まれている [13]．

4）費用対効果の文献検索の実践

　メインテーマに費用対効果に相当するキーワードを掛け合わせるのが基本である．つまり，P（Population, Patients, Problem）×I（interventions）×費用対効

果関連用語となる．P と I は CQ によって決まるが，費用対効果の部分に関しては，シソーラス（MeSH，医学用語シソーラスなど）を用いる方法のほかに，フィルタ（あらかじめ決まった検索式セット）を適用する方法もある．フィルタの多くはインターネット上で公開されている．コクランハンドブックにおいても，後述の CRD フィルタの使用に言及している．フィルタは網羅的な検索を目指して検討・作成されているが，そのため医療経済全体を対象としており，広範囲から拾いすぎるかもしれない．その場合には，必要な費用対効果分析の方法を吟味して，MeSH などで検索する必要がある [14]．

> **CQ11**「消化不良の症状を訴える成人患者に対して，内視鏡検査はコストを抑えられるか」

 CQ11 の PubMed での検索例（検索日 2018 年 6 月 7 日）

PICO		キーワード
P	消化不良の症状を訴える成人患者に対して	GERD, dyspepsia, その他の症状
I	内視鏡検査をすると	Endoscopy, Gastroscopy
C	しない場合に比べて	
O	コストは抑えられるか	Costs and Cost Analysis, Economics, Medical

#1	**P** Search (((((((((((((Gastroesophageal Reflux) OR Duodenogastric Reflux) OR Esophageal Sphincter, Lower) OR acid exposure [Text Word]) OR Dyspepsia) OR dyspep*) OR indigestion*) OR waterbrash*) OR water brash [Text Word]) OR hypergastrin*) OR heartburn) OR Abdominal Pain) OR chest pain) OR (((gerd [Text Word]) OR gord [Text Word]) OR ger [Text Word])	208,608
#2	**I** Search ((((((Endoscopy, Digestive System) OR oesophagoscop*) OR gastroscop*) OR videoscop*) OR esophagoscop*) OR endoscop*) OR chromoendoscop*	258,032
#3	〈(#1) AND (#2)〉 **P&I**	22,811

#4	O	
	Search （（（（（（（（（（（Economics) OR （(Costs and Cost Analysis)）） OR Economics, Dental) OR Economics, Hospital) OR Economics, Medical) OR Economics, Nursing) OR Economics, Pharmaceutical) OR Budgets) OR Models, Economic) OR Markov Chains) OR Monte Carlo Method) OR Decision Trees	796,612
#5	〈（#1) AND （#2) AND （#4)〉 P&I&O	486

*NICE ガイドライン：Dyspepsia and gastro-oesophageal reflux disease （2014) をもとに改変

a) 費用対効果に使用する検索語

① MeSH

　サンプルとして，NICE の消化器系ガイドラインから CQ ごとに検索式が公開されていた 9 件を調査したところ，その中で費用対効果関連の検索式の記述があるものは 6 件あった．使用されている MeSH には診療ガイドラインごとに組み合わせが違うが，次のようなものがあった．費用対効果の分析に関するもの（分析手法，経済，統計手法の 3 種類）と QOL に関するものに大別される．

● 費用対効果の分析に関する MeSH

Costs and Cost Analysis	Cost-Benefit Analysis
Cost-Effectiveness Analysis	Cost-Minimization Analysis
Cost-Unitlity Analysis	Quality-Adjusted Life Years
Economics	Economics, Dental
Economics, Hospital	Economics, Medical
Economics, Nursing	Economics, Pharmaceutical
Budgets	Fees and Charges
Models, Economic	Marcov Chains
Monte Carlo Method	Decision Trees

● QOL に関する MeSH

Health Status	Health Status Indicators
Quality of Life	Value of Life
Sickness Impact Profile	Quality-Adjusted Life Years （QALY）（再掲）

②フリーターム

　QOL に関する用語には，MeSH では拾いきれないものも多く，必要に応じて SF-36，EQ-5D ほか，QOL 尺度に関するワードを加える場合もある．

MEDLINE での検索例 [15)]

> （EQ5D or EQ-5D or euroqol or euro-qol or SF-36 or SF36 or SF-6D or SF6D or health utilities index or HUI）.tw.

Ⅰ
基本編

Ⅱ
発展編

Ⅲ
情報ソース
のまとめ

③サブヘディング

　今回のサンプルでは使用例はなかったが，MeSH "Economics" の補完として，サブヘディングの economics を使用することも可能である．サブヘディングは，特定の主題語を指定しないで検索語とする使い方もできる．

④医学用語シソーラス（医中誌 Web）

●医中誌 Web シソーラス

費用と費用分析	費用便益分析
費用効果分析	費用最小化分析（医中誌フリーターム）
費用効用分析	質調整生存年
増分費用効果比	医療費
歯科経済学	病院経済学
医療経済学	看護経済学
医薬品経済学	予算
料金	経済モデル
Markov 連鎖	モンテカルロ法
決定樹	健康状態
健康状態指標	生活の質
生命の価値	疾病影響プロファイル

b）各機関が公表しているフィルタの活用

① The National Institute for Health Research（NIHR）（図 1）

　イギリスの NIHR が資金提供しヨーク大学の Centre for Reviews and Dissemination（CRD）が作成した NHS Economic Evaluation Database（EED）[16)] というデータベースがあり，収録データ収集用のフィルタがある．MEDLINE，EMBASE，CINAHL，PsycINFO，PubMed それぞれに用意されている．

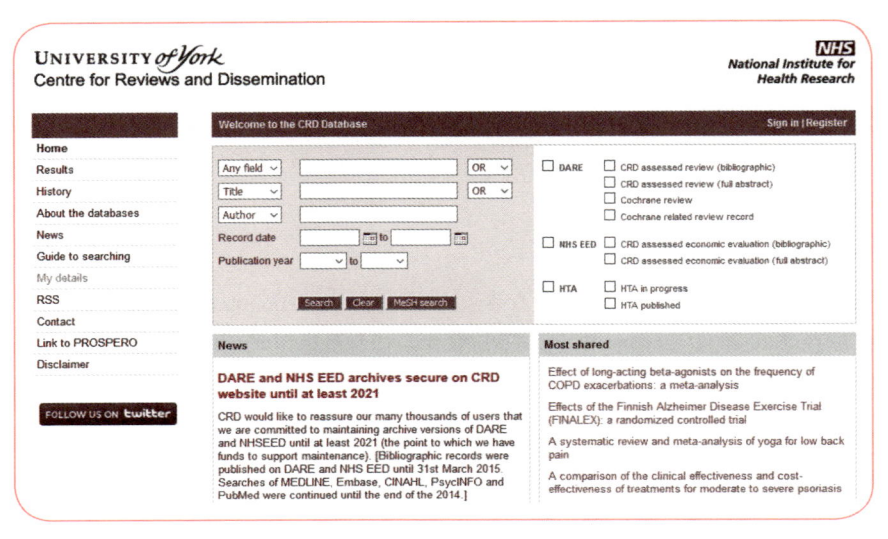

図 1　Centre Reviews and Dissemination（CRD）

●MEDLINE（Ovid）用フィルタ

#1　Economics/

#2　exp "costs and cost analysis"/

#3　Economics, Dental/

#4　exp economics, hospital/

#5　Economics, Medical/

#6　Economics, Nursing/

#7　Economics, Pharmaceutical/

#8　（economic$ or cost or costs or costly or costing or price or prices or pricing or pharmacoeconomic$）.ti,ab.

#9　（expenditure$ not energy）.ti,ab.

#10　value for money.ti,ab.

#11　budget$.ti,ab.

#12　or/1-11

#13　（（energy or oxygen）adj cost）.ti,ab.

#14　（metabolic adj cost）.ti,ab.

#15　（（energy or oxygen）adj expenditure）.ti,ab.

#16　or/13-15

#17　12 not 16

```
#18   letter.pt.
#19   editorial.pt.
#20   historical article.pt.
#21   or/18-20
#22   17 not 21
#23   exp animals/ not humans/
#24   22 not 23
```

● PubMed 用フィルタ

```
#1   economic evaluation* ［ti］
#2   economic analy* ［ti］
#3   cost analy* ［ti］
#4   cost effectiveness ［ti］
#5   cost benefit* ［ti］
#6   cost utilit* ［ti］
#7   （#1 OR #2 OR #3 OR #4 OR #5 OR #6）
```

ポイント　あまりにシンプル．かなり検索結果が絞られてしまうので，注意が必要．

② Canadian Agency for Drugs and Technologies in Health（CADTH）（図2）[17]

PubMed，MEDLINE，EMBASE 用がある．

● PubMed 用フィルタ

Economics ［Mesh:NoExp］ OR "Costs and Cost Analysis" ［mh］ OR Economics, Nursing ［mh］ OR Economics, Medical ［mh］ OR Economics, Pharmaceutical ［mh］ OR Economics, Hospital ［mh］ OR Economics, Dental ［mh］ OR "Fees and Charges" ［mh］ OR Budgets ［mh］ OR budget* ［tiab］ OR economic* ［tiab］ OR cost ［tiab］ OR costs ［tiab］ OR costly ［tiab］ OR costing ［tiab］ OR price ［tiab］ OR prices ［tiab］ OR pricing ［tiab］ OR pharmacoeconomic* ［tiab］ OR pharmaco-economic* ［tiab］ OR expenditure ［tiab］ OR expenditures ［tiab］ OR expense ［tiab］ OR expenses ［tiab］ OR financial ［tiab］ OR finance ［tiab］ OR finances ［tiab］ OR financed ［tiab］ OR value for money ［tiab］ OR monetary value* ［tiab］ OR models, economic ［mh］ OR economic model* ［tiab］ OR markov chains ［mh］ OR markov ［tiab］ OR monte carlo method ［mh］ OR monte carlo ［tiab］ OR Decision Theory ［mh］ OR decision tree* ［tiab］ OR decision analy* ［tiab］ OR decision model* ［tiab］

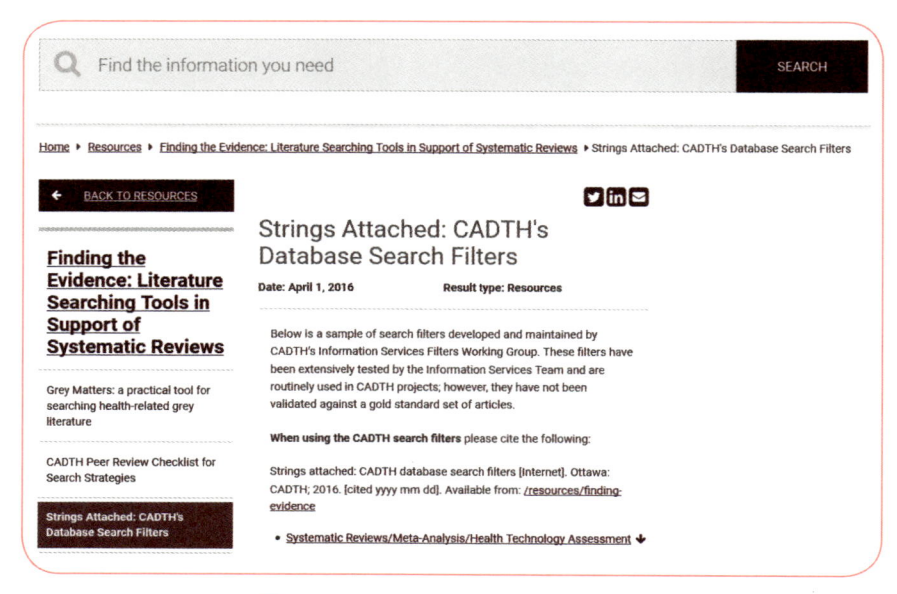

図2　CADTH's Database Search Filters

●PubMed 用 Quality of Life フィルタ

"Value of Life" [mh] OR Quality of Life [mh] OR quality of life [tiab] OR Quality-Adjusted Life Years [mh] OR quality adjusted life [tiab] OR qaly* [tiab] OR qald* [tiab] OR qale* [tiab] OR qtime* [tiab] OR life year [tiab] OR life years [tiab] OR disability adjusted life [tiab] OR daly* [tiab] OR sf36 [tiab] OR sf 36 [tiab] OR short form 36 [tiab] OR shortform 36 [tiab] OR short form36 [tiab] OR shortform36 [tiab] OR sf6 [tiab] OR sf 6 [tiab] OR short form 6 [tiab] OR sf6d [tiab] OR sf 6d [tiab] OR short form 6d [tiab] OR sf8 [tiab] OR sf 8 [tiab] OR short form 8 [tiab] OR sf12 [tiab] OR sf 12 [tiab] OR short form 12 [tiab] OR sf16 [tiab] OR sf 16 [tiab] OR sf20 [tiab] OR sf 20 [tiab] OR short form 20 [tiab] OR hql [tiab] OR hqol [tiab] OR h qol [tiab] OR hrqol [tiab] OR hr qol [tiab] OR hye [tiab] OR hyes [tiab] OR healthy year equivalent* [tiab] OR healthy years equivalent* [tiab] OR pqol [tiab] OR qls [tiab] OR quality of well being [tiab] OR index of wellbeing [tiab] OR qwb [tiab] OR nottingham health profile* [tiab] OR sickness impact profile [tiab] OR health status indicators [mh] OR health utilit* [tiab] OR health status [tiab] OR disutilit* [tiab] OR rosser [tiab] OR willingness to pay [tiab] OR standard gamble* [tiab] OR time trade off [tiab] OR time tradeoff [tiab] OR tto [tiab] OR hui [tiab] OR hui1 [tiab] OR hui2 [tiab] OR hui3 [tiab] OR eq [tiab] OR euroqol

[tiab] OR euro qol [tiab] OR eq5d [tiab] OR eq 5d [tiab] OR euroqual [tiab] OR euro qual [tiab] OR duke health profile [tiab] OR functional status questionnaire [tiab] OR dartmouth coop functional health assessment* [tiab] OR (utilit* [tiab] AND (valu* [tiab] OR measur* [tiab] OR health [tiab] OR life [tiab] OR estimat* [tiab] OR elicit* [tiab] OR disease [tiab] OR score* [tiab] OR weight [tiab])) OR (preference* [tiab] AND (valu* [tiab] OR measur* [tiab] OR health [tiab] OR life [tiab] OR estimat* [tiab] OR elicit* [tiab] OR disease [tiab] OR score* [tiab] OR instrument [tiab] OR instruments [tiab]))

③ McMaster University Health Information Research Unit（図 3）

　非常にシンプルなフィルタ[18]．MEDLINE 用は感度重視と特異度重視とに分けて用意され，PubMed への変換についても書かれている．ほかに EMBASE 用がある．

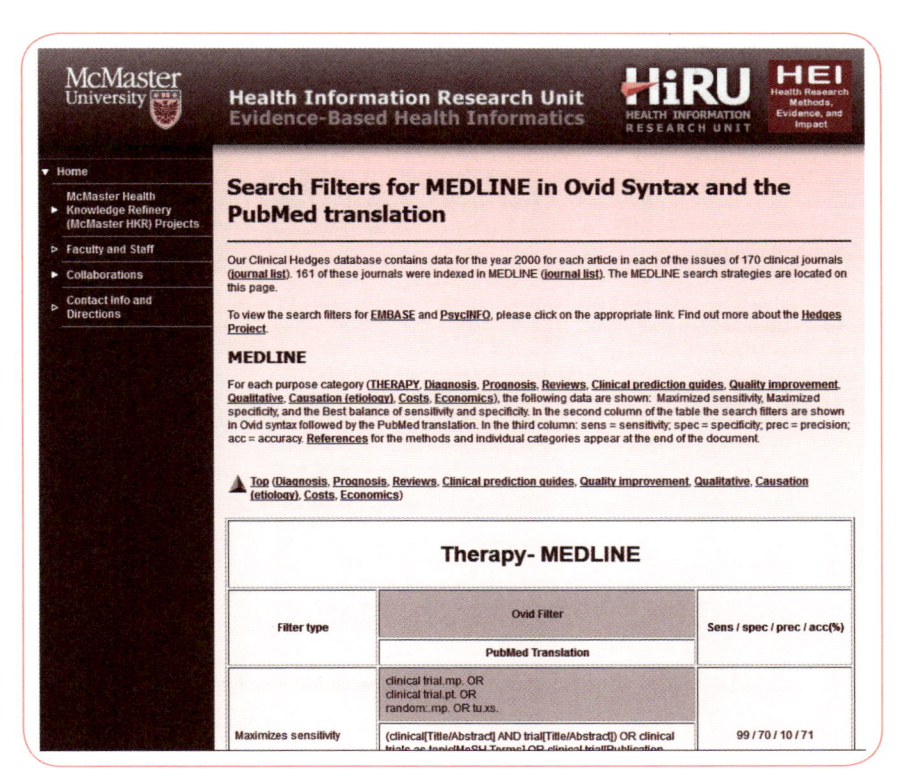

図 3　Health Information Research Unit

Ⅰ 基本編

Ⅱ 発展編

Ⅲ 情報ソースのまとめ

● **PubMed 用フィルタ（MEDLINE 用から変換されたもの）：文献検索効率の感度と特異度のバランスを取った場合**

cost* ［Title/Abstract］OR "costs and cost analysis" ［MeSH:noexp］OR cost benefit analys* ［Title/Abstract］OR cost−benefit analysis ［MeSH Term］OR health care costs ［MeSH:noexp］

④ SIGN Search filters（図4）

英国のスコットランドにおける診療ガイドラインセンターが公表している検索フィルタ [19]．MEDLINE, EMBASE, CINAHL 用がある．

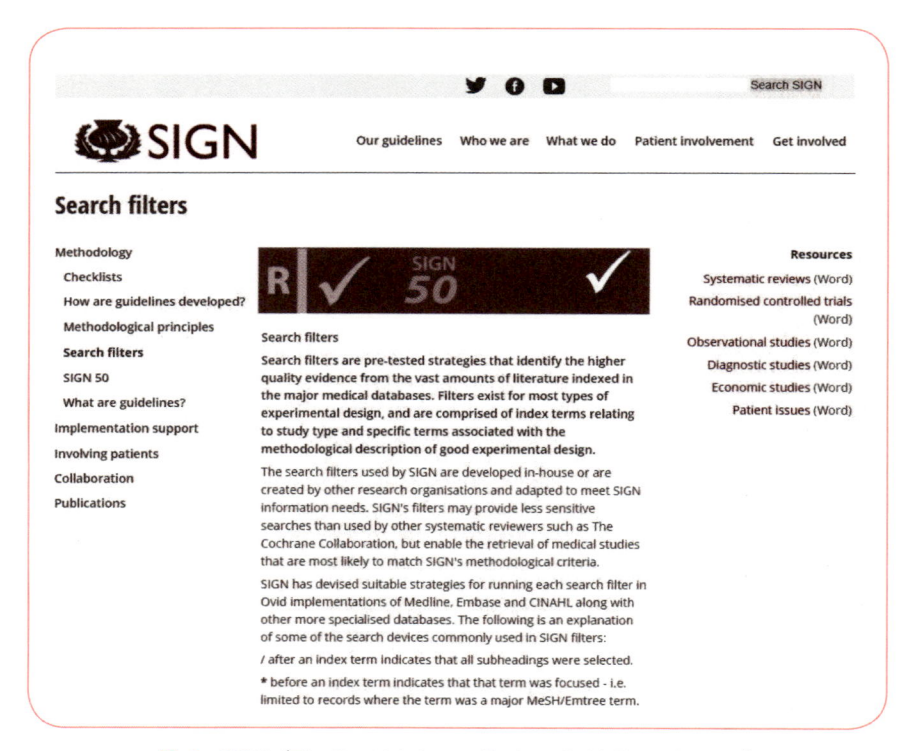

図4　SIGN（The Scottish Intercollegiate Guidelines Network）

● MEDLINE（Ovid）用フィルタ

#1　Economics/

#2　"costs and cost analysis"/

#3　Cost allocation/

#4　Cost-benefit analysis/

#5　Cost control/

#6　Cost savings/

#7　Cost of illness/

#8　Cost sharing/

#9　"deductibles and coinsurance"/

#10　Medical savings accounts/

#11　Health care costs/

#12　Direct service costs/

#13　Drug costs/

#14　Employer health costs/

#15　Hospital costs/

#16　Health expenditures/

#17　Capital expenditures/

#18　Value of life/

#19　Exp economics, hospital/

#20　Exp economics, medical/

#21　Economics, nursing/

#22　Economics, pharmaceutical/

#23　Exp "fees and charges"/

#24　Exp budgets/

#25　（low adj cost）.mp.

#26　（high adj cost）.mp.

#27　（health?care adj cost$）.mp.

#28　（fiscal or funding or financial or finance）.tw.

#29　（cost adj estimate$）.mp.

#30　（cost adj variable）.mp.

#31　（unit adj cost$）.mp.

#32　（economic$ or pharmacoeconomic$ or price$ or pricing）.tw.

#33　Or/1-32

Ⅰ　基本編

Ⅱ　発展編

Ⅲ　情報ソースのまとめ

c）費用対効果に特化したデータベース

　前出の NHS EED は，フィルタを使って集めた文献情報を 1994 年から提供していたが，2014 末まででデータ更新が停止された．現在はアーカイブとして 2021 年までは検索可能である．

　わが国においても，2016 年 4 月からは診療報酬改定において医薬品・医療機器について費用対効果を試行的に導入している状況である[20]．今後研究が多く行われ，医療費の抑制のみならず，やがては医療の適正な評価と実践のサイクルが確立されることが望まれる．文献検索方法としては，基本的には P&I& 費用対効果用語，または P&I&C& 費用対効果用語での検索となる．ただ，費用対効果の文献集合を別に作成して新たにスクリーニングを行うことの負担が大きい場合には，最低限の簡易的な方法として，メインテーマの RCT 文献の中からピックアップすることからでも実践してほしい．

Column 9

患者の意向の検索

　Minds では診療ガイドラインを「診療上の重要度の高い医療行為について，エビデンスのシステマティックレビューとその総体評価，益と害のバランスを考量して，患者と医療者の意思決定を支援するために最適と考えられる推奨を提示する文書」[1]と定義している．患者の意向はクリニカルクエスチョンの設定と推奨作成で特に重要となる．たとえば Minds 診療ガイドライン作成マニュアルでは推奨作成にあたり以下の手順が求められている[2]．

> 患者の価値観・希望の多様性や不確実性について検討した結果を記載する．
> 患者の価値観・希望を調べる際には，患者会の意見や手記等，可能な範囲で採用する．
> 患者（という専門家）の意見は，エビデンスとしては採用されないが，推奨決定の 1 因子となる．
> 検索可能な範囲で情報を探し求める努力をする．

　しかし，患者は一人ではなく，診療の数だけ存在する．また，疾患の重症度，急性・慢性，治療の侵襲の度合いなどにより患者の意向の重みも変わるだろう．基本的に患者の価値観や希望のばらつきが少ないほど強く推奨できるとされている．そうしたなか，どのように多様な患者の意思をはかり反映させるか，診療ガイドラインを作成する際の大きな課題となっている．それでは実際にどのような方法があるだろうか．

　Minds 患者・市民専門部会によると「患者・市民が診療ガイドライン作成にかか

わる方法としては，患者・市民の価値観や希望について調査された文献のレビュー，インタビューや質問紙調査を通じた間接的な情報提供（作成団体からみると情報収集），外部評価委員としての関与，加えて，ガイドライン作成グループの構成員としての参加といった多様な段階がある」[3]とされている．国内でも患者会の代表が参加して作成されている，または推奨決定のパネル会議に患者が参加し作成されている診療ガイドラインはあるがそれはまだまだ少数で，多くの診療ガイドライン作成委員会ではどのように患者の意向を調査し反映させるか，苦慮しているのが現状である．しかし，少なくともどの疾患でも文献調査をすることは可能である．患者・市民の価値観や希望について調査された文献の検索方法については現在様々なフィルタが研究されており[4~6]，今後の検証・実用化が期待されている．

1）公益財団法人日本医療機能評価機構；森實敏夫ほか：Minds 診療ガイドライン作成の手引き 2014．医学書院，東京，2014
2）公益財団法人日本医療機能評価機構；小島原典子ほか：「第5章　推奨」Minds 診療ガイドライン作成マニュアル 2017〔http://minds4.jcqhc.or.jp/minds/guideline/pdf/manual_5_2017.pdf〕（2018 年 12 月 7 日閲覧）
3）公益財団法人日本医療機能評価機構 EBM 普及推進事業（Minds）患者・市民専門部会．「診療ガイドライン作成への患者・市民の参加」の基本的な考え方〔http://minds4.jcqhc.or.jp/minds/guideline/pdf/Proposal3.pdf〕（2018 年 12 月 7 日閲覧）
4）Selva A et al：Development and use of a content search strategy for retrieving studies on patients' views and preferences. Health Qual Life Outcomes 15：125, 2017
5）van Hoorn R et al：The development of PubMed search strategies for patient preferences for treatment outcomes. BMC Med Res Metholol 16：88, 2016
6）The Scottish Intercollegiate Guidelines Network（SIGN）. Search filters〔http://www.sign.ac.uk/search-filters.html〕（2018 年 12 月 7 日閲覧）

文　献

1）Centre for Reviews and Dissemination：What is an economic evaluation?, Systematic Reviews — CRD's guidance for undertaking reviews in health care. University of York, p202, 2009
2）福田 敬：医療経済評価手法の概要．保健医療科学 62：584-589, 2013
3）福田 敬ほか：医療経済評価研究における分析手法に関するガイドライン．保健医療科学 62：625-640, 2013
4）白岩 健：「医療経済評価研究における分析手法に関するガイドライン」の解説．保健医療科学 62：590-598, 2013
5）医療経済評価研究における分析手法に関するガイドライン．厚生労働科学研究費補助金（政策科学総合研究事業）「医療経済評価を応用した医療給付制度のあり方に関する研究」（研究代表者：福田 敬）平成 24 年度総合研究報告書．2013〔https://www.mhlw.go.jp/file/05-Shingikai-12404000-Hokenkyoku-Iryouka/0000033418.pdf〕（2018 年 12 月 7 日閲覧）
6）ISPOR（CHEERS）〔https://www.ispor.org/home〕（2018 年 12 月 7 日閲覧）
7）白岩健ほか：CHEERS 声明—医療経済評価における報告様式のガイダンス（翻訳）．保健医療科学 62：641-666, 2013
8）Husereau D et al：Consolidated Health Economic Evaluation Reporting Standards（CHEERS）statement. Value in Health 16：231-250, 2013

9）齋藤信也ほか：英国国立保健医療研究所（NICE）における社会的価値判断：NICE ガイダンス作成のための諸原則（第二版）（翻訳）．保健医療科学 **62**：667-678, 2013

10）白岩 健：保健医療における費用対効果の評価方法の概要とデータの整備について．保健医療科学 **66**：29-33, 2017

11）厚生労働科学研究費補助金（政策総合科学研究事業）「医療経済評価の政策応用に向けた評価手法およびデータの標準化と評価のしくみの構築に関する研究」班：中央社会保険医療協議会における費用対効果評価の分析ガイドライン 2015 年 10 月作成

12）NICE〔https://www.nice.org.uk/〕（2018 年 12 月 7 日閲覧）

13）Developing NICE guidelines : the manual〔https://www.nice.org.uk/process/pmg20/chapter/incorporating-economic-evaluation〕（2018 年 12 月 7 日閲覧）

14）Chapter15 : Incorporating economics evidence. 15.3.1 : Use of electronic search filters. Cochrane Handbook for Systematic Reviews of Interventions Version 5.1.0〔http://handbook-5-1.cochrane.org〕（2018 年 12 月 7 日閲覧）

15）Fluorouracil chemotherapy : the My5-FU assay for guiding dose adjustment〔https://www.nice.org.uk/guidance/dg16〕（2018 年 12 月 7 日閲覧）

16）CRD〔https://www.crd.york.ac.uk/CRDWeb/HomePage.asp〕（2018 年 12 月 7 日閲覧）

17）CADTH's Database Search Filters〔https://www.cadth.ca/resources/finding-evidence/strings-attached-cadths-database-search-filters〕（2018 年 12 月 7 日閲覧）

18）McMaster University. Health Information Resesarch Unit. Evidence-Based Helath Informatics〔https://hiru.mcmaster.ca/hiru/HIRU_Hedges_home.aspx〕（2018 年 12 月 7 日閲覧）

19）The Scottish Intercollegiate Guidelines Network（SIGN）. Search filters〔https://www.sign.ac.uk/search-filters.html〕（2018 年 12 月 7 日閲覧）

20）福田 敬：医薬品・医療機器の費用対効果評価の試行的導入．保健医療科学 **66**：34-40, 2017

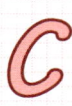

C 診療ガイドライン作成グループから いただいた質問

Q1. 通常のシステマティックレビューと診療ガイドライン作成のためのシステマティックレビューの文献検索は同じものですか？

　通常のシステマティックレビューは対象，介入，対照，研究デザインなどが類似した複数の研究を統合して，より確実性の高いエビデンスを得て，それを論文として発表する目的で行われる．当該テーマに関して複数の研究が行われていることが前提となる．したがって，クリニカルクエスチョン（CQ）は研究がすでに取りあげているものになる可能性が高く，それに答えを出すことに，学問的な価値があれば取りあげられるであろう．もし，複数の研究がみつからなければ，論文としてまとめることができない．

　一方，診療ガイドライン作成のためのシステマティックレビューでは，CQが臨床に基づいて（practice-driven），臨床現場から発せられるものでなければならない．最初に重要臨床課題が設定されるのもそのためである．したがって，研究が1つしかない場合や，研究デザインの異なる研究が複数ある場合や，定量的統合すなわちメタアナリシスができない場合もある．また，目的は推奨を作成することであり，学問的な価値よりも，臨床的な価値が重要視されるであろう．そのため，非直接性の評価が必須となる．

　いずれも，包括的な文献検索が必要である点は共通しているが，診療ガイドライン作成のためのシステマティックレビューでは選定される研究数が少なかったり，異なる研究デザインの研究を収集したりする必要性が高くなると考えられる．

Q2. 既存のシステマティックレビューで用いられた検索式を流用することは可能でしょうか？

　既存のシステマティックレビューでは通常検索式が発表されていることが多い．コクランレビューではそれぞれのデータベースで用いた検索式が報告されている．したがって，もしCQが同じであれば，これらの検索式を流用することが可能であろう．

　ただし，PICO のうち，特に P，すなわち対象と I，すなわち介入について，自分の CQ と一致しているかどうか慎重に検討する必要がある．

　もう1つの注意点として，検索式に不要な語句が含まれていることが散見されるので，不要な語句がないか検討すべきである．1つのコンセプト，たとえば，疾患を表す語句を複数想起し，それを OR で結合するのは原則であるが，1つずつ追加する手順をとらず，できるだけ漏れを少なくする目的で，機械的に語句の数を多くしている場合がある．

Q3.	診療ガイドライン作成における文献検索専門家の役割は？

　システマティックレビューにおいて，使用する文献データベースに対する文献検索戦略を立案すること，文献検索を実行し，引き出された候補文献のリストを選定者に渡すこと，必要な場合はシステマティックレビュー担当者に様々な文献データベースの検索法を教えること，必要な場合はダウンロードした結果を文献管理ソフトに取り込む方法を教えること[1]，検索結果に応じて検索式を改良し新しい検索戦略を提案することである．

　これらのためには，最初の段階で，システマティックレビュー担当者からみつけたい研究のコンセプトをよく聞きだし，CQ の PICO の各項目について理解を深め，検索キーワードの候補を聞き出し，既知の文献情報を聞き出すことが必要である．また，検索記録を付け，選定された文献の数を記録し，選定文献リスト作成を補助することも必要である．ほかの文献検索専門家のピアレビューを受けることが必要な場合もある．

Q4.	コンセプトとキーワードの関係は？

　文献検索では検索語句あるいは検索語句をカッコ（）および AND, OR, NOT の論理演算で結合した検索式と一致する文献が引き出される．一方，人間の思考はコンセプトが先にあり，それを言語で表現する．人間は言語からコンセプトを認識することができるが，コンピュータはそれができない．

　今までも，キーワード一致型検索ではなく，セマンティック検索 semantic search といって，検索式から意味すなわちコンセプトを読み取りコンセプトが一致する文献を引き出す方法にチャレンジが行われてきた．最近の Artificial

Intelligence（AI）の進歩でもまだ機能は限定的なのが現状であり，システマティックレビューのニーズに応えられるレベルではないが，ある程度の漏れを許容できるのであれば，かなり実用的な方法が報告されている[2]．しかし，今まで報告されている方法は，検索式に含まれる単語の出現頻度に基づいてランキングしているだけである．

Q5.　PubMed の Best Match とは何ですか？

　PubMed 検索の際に Sort by プルダウンメニューはデフォルトでは Most Recent の設定になっており，検索結果は新しい順にリストアップされる（図1）．この設定を Best Match にすると，検索語句の頻度をフィールドの重要性，フィールドの長さ，データベース全体の出現頻度などで調整し，スコアを付け[3]，スコアの大きい文献からランク付けされてリストアップされる．

　多くの場合，検索の目的に適う文献が上位にリストアップされるので，短時間である程度の知識を得たいような場合に有用となる可能性が高い．しかし，システマティックレビューのように包括的な文献集合が必要な場合には，用いるべきではない（PubMed Help の Algorithm for finding best matching citations in PubMed〔https://www.ncbi.nlm.nih.gov/books/NBK3827/#pubmedhelp.Algorithm_for_finding_best_ma〕）．

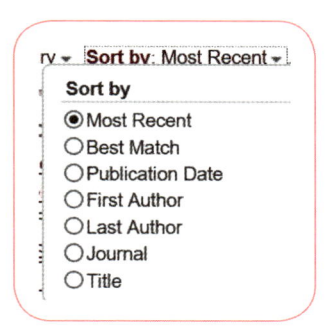

図 1　PubMed の Sort by：プルダウンメニュー

I
基本編

II
発展編

III
情報ソース
のまとめ

Q6. Number Needed to Read（NNR）とは何ですか？

　ある検索式で引き出された文献には，目的とする文献とそれ以外の文献の両方が含まれている．また，目的の文献のすべてを含んでいる場合もあるが，一部しか引き出されていない場合もある．検索式 q_1 で検索した場合の例を図2に示す．

　適合率（precision）は引き出された文献数に占める標的文献の数の割合である．図2の例では，10分の4＝0.4（40％）となる．診断で使われる陽性的中率に相当する．

　再現率（recall）とは標的文献数に占める，引き出された標的文献数の割合である．図2の例では，6分の4＝0.67（67％）となる．再現率は感度（sensitivity）とも呼ばれ，診断における感度と同じ意味である．

　F値（F measure）とは2/（適合率の逆数＋再現率の逆数）で求められ，数値が大きいほど，優れた検索式といえる．

　NNRは適合率の逆数で，1つの標的文献をみつけるのに読む必要がある文献数になる．図2の例では，1/0.4＝2.5となり，平均して2.5件の文献を読め

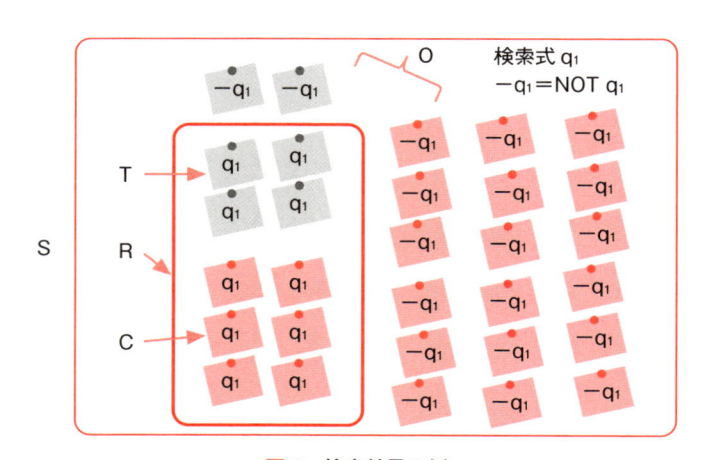

図2　検索結果の例

全文献集合Sの中に，標的文献集合T，対照文献集合Cがある．標的文献は灰色，対照文献は赤色で示している．検索式 q_1 に合致する文献は中に q_1 と記してあるもので，$-q_1$ は検索式に一致しない文献である．引き出された文献集合Rには，灰色で示す標的文献集合Tの中で検索式 q_1 に一致するものと，対照文献集合Cの中で q_1 に一致しないものが含まれる．検索式に一致しない文献集合Oに含まれる文献は莫大な数存在するのが常である．

ば，1件の標的文献が得られるということになる．タイトルとアブストラクトから選定作業を行う場合は，1分で2文献の処理ができるとされており，1時間で120件処理することが可能というのが1つの目安となる．もし，NNRが120とすると，1時間作業して1件の必要な文献をみつけられるということになる．

　たとえば，システマティックレビューの検索フィルタを検討した研究[4]によると，NNRは約50前後から1,000を超えるものまで報告されている．ただし，いずれも再現率は100%ではない．

Q7.　信頼できる診療ガイドラインの見分け方は？

　診療ガイドラインは作成の厳密さの点で，エビデンスの探索と評価の方法が注目されやすい．しかし，診療ガイドラインは多面的であり，評価すべき項目は数多い．外形的な評価法としてAGREE IIが広く用いられている．公益財団法人日本医療機能評価機構EBM普及推進事業（Minds）で日本語訳が公開されている[5]．AGREE IIでは領域1.　対象と目的，領域2.　利害関係者の参加，領域3.　作成の厳密さ，領域4.　提示の明確さ，領域5.　適用可能性，領域6.　編集の独立性の6領域で全23項目をスコア1〜7の7段階で評価し，全体の評価が行われる．

　AGREE IIは外形的な評価しかできないが，現時点で理想の評価法は開発されていないので，1つの目安として，AGREE IIで評価され，Mindsに掲載された診療ガイドラインは信頼できるものが多いと考えてよいだろう．

　また，推奨が実行された場合，患者アウトカムが改善するかどうかは，疾患専門家には容易に推測が可能なことが多く，それぞれの学会で検討され，フィードバックを取り入れたものは信頼できるものが多いであろう．

📖 文　献

1）Cochrane Training〔http://training.cochrane.org/handbook〕（2018年12月7日閲覧）
2）Howard BE et al : SWIFT-Review : a text-mining workbench for systematic review. Syst Rev **5** : 87, 2016
3）Stephen R, and Hugo Z : The probabilistic relevance framework : BM25 and beyond. Foundations and Trends® in Information Retrieval **3** : 333-389, 2009
4）Lee E et al : An optimal search filter for retrieving systematic reviews and meta-analyses. BMC Med Res Methodol **12** : 51, 2012
5）Minds AGREE II 日本語訳〔http://minds.jcqhc.or.jp/s/related_documents〕（2018年12月7日閲覧）

実際のデータベースでの具体的検索例

　情報検索の目的は大きく2つに分けられる．ガイドラインやシステマティックレビュー作成のためには検索漏れを極力少なくする網羅的検索を行う．一方，短時間で自分の求めるテーマにドンピシャの信頼度の高い文献を探すには効率的検索を行う．前者は高感度を目指し，後者は高精度を求めているため相反する関係となり，実際には両者のバランスを取りながら落としどころを探ることが必要となる．それには，シソーラスの長所と短所をしっかり理解し，シソーラスの短所を自然語で補うことにより，感度と精度を調整することになる．

　ここでは，PubMed，The Cochrane Library，および医中誌 Web の3種類のデータベースを使って，具体的な「益」のクリニカルクエスチョン（CQ）を設定し，網羅的検索と効率的検索の一例を示す．

　CQ12「2型糖尿病の薬物療法において，SGLT2阻害薬はメトホルミンに比べて心血管イベントを減らすことができるか？」

　研究デザイン：ランダム比較試験（RCT）

　CQ13「高齢者に対して運動は認知症予防効果があるか？」

　研究デザイン：観察研究

 ## 網羅的検索

　1つの CQ には主題となるキーワード（概念）が複数含まれている．網羅的に探すには，主要なキーワードに絞り，各キーワードの同義語や関連語をできるだけ多く集めることが必要となる．それにはシソーラスの階層を参考にして同義語を拾ったり，参考資料にあたったり，専門家にアドバイスを求めたりする．薬物名については，同じ薬剤でも PubMed と医中誌 Web では扱いが異なる場合があるので注意する．シソーラス用語は薬効分類名までで，個々の薬剤の一般名は補足概念用語として扱われていることがある．

> **CQ12** 「2 型糖尿病の薬物療法において，SGLT2 阻害薬はメトホルミンに比べて心血管イベントを減らすことができるか？」

　キーワードとして，2 型糖尿病（P），SGLT2 阻害薬（I），メトホルミン（C），心血管イベント（O）があげられるが，アウトカム（O）で絞ることは検索漏れのリスクを伴うので注意が必要である.

PICO	キーワード
P	2 型糖尿病
I	SGLT2 阻害薬
C	メトホルミン
O	（心血管イベント）
研究デザイン	RCT

Ⅰ 基本編

Ⅱ 発展編

Ⅲ 情報ソースのまとめ

● 2 型糖尿病

シソーラス	Diabetes Mellitus, Type 2（MeSH），糖尿病 -2 型（医中誌）
フリーターム	Type 2 Diabetes（Mellitus），Noninsulin-Dependent Diabetes（Mellitus），Non-Insulin-Dependent Diabetes（Mellitus），T2DM，2 型糖尿病，インスリン非依存性［型］糖尿病，インシュリン非依存性［型］糖尿病，非インシュリン依存性［型］糖尿病

● SGLT2 阻害薬

　一般名が医中誌 Web ではシソーラス用語として登録されているが，PubMed では補足概念用語「Supplementary Concept」として登録されている.

シソーラス	Sodium-Glucose Transporter 2（MeSH，医中誌），SGLT2 Inhibitors（医中誌），empagliflozin，dapagliflozin，canagliflozin，ipragliflozin，tofogliflozin，luseogliflozin（Supplementary Concept，医中誌）
フリーターム	sodium glucose co-transporter 2（inhibitors），sodium-glucose cotransporter 2（inhibitors），SGLT2（inhibitors），empagliflozin，dapagliflozin，canagliflozin，ipragliflozin，tofogliflozin，luseogliflozin，SGLT2 阻害薬［剤］，エンパグリフロジン，ダパグリフロジン，カナグリフロジン，イプラグリフロジン，トホグリフロジン，ルセオグリフロジン

● メトホルミン

シソーラス	Metformin（MeSH，医中誌）
フリーターム	Metformin，メトホルミン，メトフォルミン

● RCT

コクランハンドブック[1] に高感度の RCT フィルタとして PubMed 版が紹介されている．

1）PubMed

 CQ12 の PubMed での検索例（検索日：2018 年 1 月 12 日）

#1	"Diabetes Mellitus, Type 2"［MeSH］OR "Type 2 Diabetes"［tiab］OR "Noninsulin-Dependent Diabetes"［tiab］OR "Non-Insulin-Dependent Diabetes"［tiab］OR T2DM［tiab］	151,178
#2	"Sodium-Glucose Transporter 2"［MeSH］OR empagliflozin［nm］OR dapagliflozin［nm］OR canagliflozin［nm］OR ipragliflozin［nm］OR tofogliflozin［nm］OR luseogliflozin［nm］OR "sodium glucose co-transporter 2"［tiab］OR "sodium-glucose cotransporter 2"［tiab］OR SGLT2［tiab］OR empagliflozin［tiab］OR dapagliflozin［tiab］OR canagliflozin［tiab］OR ipragliflozin［tiab］OR tofogliflozin［tiab］OR luseogliflozin［tiab］	2,663
#3	Metformin［MeSH］OR metformin［tiab］	16,939
#4	"randomized controlled trial"［pt］OR "controlled clinical trial"［pt］OR randomized［tiab］OR placebo［tiab］OR "drug therapy"［sh］OR randomly［tiab］OR trial［tiab］OR groups［tiab］	4,173,273
#5	#1 and #2 and #3 and #4	357

2）The Cochrane Library

MeSH 用語で検索するためのタブ「Medical Terms（MeSH）」が別に設けられているが，ここでは，検索マネージャータブ「Search Manager」への直接入力の書式を用いることにする．

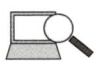 **CQ12 の The Cochrane Library での検索例（検索日：2018 年 1 月 12 日）**

#1	[mh "Diabetes Mellitus, Type 2"] OR（"Type 2" NEAR/3 Diabetes）:ti,ab OR（（Noninsulin OR Non-Insulin）NEAR/3 Dependent NEAR/3 Diabetes）:ti,ab OR T2DM:ti,ab	21,179
#2	[mh "Sodium-Glucose Transporter 2"] OR（"sodium glucose" NEAR/3（co-transporter OR cotransporter）NEAR/3 2）:ti,ab OR SGLT2:ti,ab OR（empagliflozin OR dapagliflozin OR canagliflozin OR ipragliflozin OR tofogliflozin OR luseogliflozin）:ti,ab	923
#3	[mh Metformin] OR metformin:ti,ab	4,933
#4	#1 and #2 and #3	314

3）医中誌 Web

 CQ12 の医中誌 Web での検索例（検索日：2018 年 1 月 12 日）

#1	糖尿病 -2 型 /TH or 2 型糖尿病 /AL or インスリン非依存 /AL or 非インシュリン依存 /AL	58,828
#2	"Sodium-Glucose Transporter 2"/TH or "SGLT2 Inhibitors"/TH or empagliflozin/TH or dapagliflozi/TH or canagliflozin/TH or ipragliflozin/TH or tofogliflozin/TH or luseogliflozin/TH or SGLT2/AL or "sodium glucose"/AL or ナトリウムグルコース /AL or ナトリウ ム ー グ ル コ ー ス /AL or empagliflozin/AL or dapagliflozi/AL or canagliflozin/AL or ipragliflozin/AL or tofogliflozin/AL or luseogliflozin/AL or エンパグリフロジン /AL or ダパグリフロジン /AL or カナグリフロジン /AL or イプラグリフロジン /AL or トホグリフロジン /AL or ルセオグリフロジン /AL	3,535
#3	Metformin/TH or Metformin/AL or メトホルミン /AL or メトフォルミン /AL	4,201
#4	ランダム化比較試験 /TH or 準ランダム化比較試験 /TH or RD＝ランダム化比較試験 or RD＝準ランダム化比較試験 or 無作為 /AL or random/AL or ランダム /AL or 盲検 /AL or blind/AL or プラセボ /AL or 偽薬 /AL or placebo/AL or グループ /AL or group/AL or 臨床試験 /AL or trial/AL	220,872
#5	#1 and #2 and #3 and #4	24

I 基本編

II 発展編

III 情報ソースのまとめ

CQ13「高齢者に対して運動は認知症予防効果があるか？」

　キーワードとして，認知症（P），運動（I），予防（O）があげられる．シソーラスの階層をみると，認知症はアルツハイマー病などを下位概念にもつので，自然語ではこれらの疾患名も含める．シソーラスを参照するにあたって，MeSH は毎年改訂されるので，下位概念の構成が変わっている可能性がある．自動マッピング機能で下位語も自動的に検索に含められるが，以前に作成した検索式を流用する際には，下位語の構成が変わっていないか確認が必要である．また，この CQ では認知症の予防に視点を置くため，概念を認知障害にまで拡げることも考えられる．

PICO	キーワード
P	認知症
I	運動
C	
O	（認知症予防）
研究デザイン	観察研究

● 認知症

シソーラス	Dementia, Cognition Disorders（MeSH），認知症，認知障害（医中誌）
フリーターム	Dementia, Alzheimer (Disease), Primary Progressive Nonfluent Aphasia, Creutzfeldt-Jakob (Syndrome), CADASIL, Kosaka-Shibayama (Disease), Frontotemporal Lobar Degeneration, Pick Disease, Huntington (Disease), Kluver-Bucy (Syndrome), Lewy Body (Disease), Cognition Disorder, Auditory Perceptual Disorder, Cognitive Dysfunction, 認知症，アルツハイマー（病），原発性進行性失語症，クロイツフェルト – ヤコブ（症候群），小阪・柴山病，前頭側頭葉変性症，ピック病，ハンチントン（病），クリュバー – ビューシー（症候群），レビー小体（病），認知障害，聴知覚障害

● 運動

シソーラス	Exercise, Locomotion, Sports（MeSH），身体運動，運動療法，移動運動，スポーツ（医中誌）
フリーターム	exercise, physical activity, locomotion, sports, athletic, kinesiotherapy, walking, 運動，スポーツ，歩行

●観察研究

様々な研究デザインがあるので，シソーラスを参考にできるだけ多く拾う.

1）PubMed

 CQ13 の PubMed での検索例（検索日：2018 年 1 月 12 日）

#1	"Dementia"［MeSH］OR "Cognition Disorders"［MeSH］OR dementia［tiab］OR Alzheimer［tiab］OR "Primary Progressive Aphasia"［tiab］OR "Primary Progressive Nonfluent Aphasia"［tiab］OR Creutzfeldt-Jakob［tiab］OR CADASIL［tiab］OR Kosaka-Shibayama［tiab］OR "Frontotemporal Lobar Degeneration"［tiab］OR "Pick Disease"［tiab］OR Huntington［tiab］OR Kluver-Bucy［tiab］OR "Lewy Body"［tiab］OR "Cognition Disorder"［tiab］OR "Cognitive Dysfunction"［tiab］OR "Cognitive Impairment"［tiab］OR "Auditory Perceptual Disorder"［tiab］	253,580
#2	Exercise［MeSH］OR Locomotion［MeSH］OR Sports［MeSH］OR exercise［tiab］OR "physical activity"［tiab］OR locomotion［tiab］OR sports［tiab］OR athletic［tiab］OR kinesiotherapy［tiab］OR walking［tiab］	635,848
#3	"Observational Study"［pt］OR "Epidemiologic Studies"［MeSH］OR "Case-Control Studies"［MeSH］OR "Retrospective Studies"［MeSH］OR "Cohort Studies"［MeSH］OR "Follow-Up Studies"［MeSH］OR "Longitudinal Studies"［MeSH］OR "Prospective Studies"［MeSH］OR "Retrospective Studies"［MeSH］OR "Cross-Sectional Studies"［MeSH］OR（"Observational Study"［tiab］OR "Observational Studies"［tiab］）OR（"Epidemiologic Study"［tiab］OR "Epidemiologic Studies"［tiab］）OR "Case-Control"［tiab］OR cohort［tiab］OR（"Follow-Up Study"［tiab］OR "Follow-Up Studies"［tiab］OR "FollowUp Study"［tiab］OR "FollowUp Studies"［tiab］）OR（"Longitudinal Study"［tiab］OR "Longitudinal Studies"［tiab］）OR（"Prospective Study"［tiab］OR "Prospective Studies"［tiab］）OR（"Retrospective Study"［tiab］OR "Retrospective Studies"［tiab］）OR（"Cross-Sectional Study"［tiab］OR "Cross-Sectional Studies"［tiab］）	2,475,356
#4	#1 and #2 and #3	1,908

Ⅰ 基本編

Ⅱ 発展編

Ⅲ 情報ソースのまとめ

2）The Cochrane Library

　The Cochrane Library は介入研究が中心になっているので，観察研究の検索には向かない．けれども，近年，診断精度研究に関するシステマティックレビューがどんどん増えているので，診断カテゴリーに関しては観察研究もカバーされると思われる．したがって，本例では The Cochrane Library での検索は適さないが，検索式の記述例としてあげておく．

 CQ13 の The Cochrane Library での検索例（検索日：2018 年 1 月 12 日）

#1	［mh Dementia］OR ［mh "Cognition Disorders"］OR dementia:ti,ab OR Alzheimer:ti,ab OR（"Primary Progressive" NEAR/3　Aphasia）:ti,ab OR Creutzfeldt-Jakob:ti,ab OR CADASIL:ti,ab OR Kosaka-Shibayama:ti,ab OR "Frontotemporal Lobar Degeneration":ti,ab OR "Pick Disease":ti,ab OR Huntington:ti,ab OR Kluever-Bucy:ti,ab OR "Lewy Body":ti,ab OR（cogniti* NEAR/3（disorder* OR dysfunction* OR impairment*））:ti,ab OR "Auditory Perceptual Disorder":ti,ab	19,384
#2	［mh Exercise］OR ［mh Locomotion］OR ［mh Sports］OR exercise:ti,ab OR（physical NEAR/3 activit*）:ti,ab OR locomotion:ti,ab OR sports:ti,ab OR athletic:ti,ab OR kinesiotherapy:ti,ab OR walking:ti,ab	69,194
#3	#1 and #2	1,244

3）医中誌 Web

 CQ13 の医中誌 Web での検索例（検索日：2018 年 1 月 12 日）

#1	認知症 /TH or 認知障害 /TH or 認知症 /AL or dementia/AL or Alzheimer/AL or アルツハイマー /AL or 原発性進行性失語症 /AL or Creutzfeldt/AL or クロイツフェルト /AL or 神経原線維変化病 /AL or 前頭側頭葉変性 /AL or Pick 病 /AL or ピック病 /AL or Huntington/AL or ハンチントン /AL or Kluever-Bucy/AL or Lewy 小体 /AL or レビー小体 /AL or 認知障害 /AL or 聴知覚障害 /AL	117,566
#2	身体運動 /TH or 運動療法 /TH or 移動運動 /TH or スポーツ /TH or 運動 /AL or スポーツ /AL or 歩行 /AL	449,859
#3	観察研究 /TH or 疫学的研究 /TH or 観察研究 /AL or 疫学的研究 /AL or 縦断研究 /AL or 後向き研究 /AL or 症例対照研究 /AL or 前向き研究 /AL or コホート /AL or 追跡研究 /AL or 断面研究 /AL	138,780
#4	#1 and #2 and #3	367

2 効率的検索 •••••••••••••••••••••••••••••••••••••

　ここでいう効率的検索とは，感度をある程度保ちながら，精度の高い検索を短時間で行うことを目標としている．多少の検索漏れは容認しながら，いかに適合度の高い文献を多く含めるか絞り込みの手段がポイントになる．シソーラスやサブヘディングをうまく使うことが必要となる．

> **CQ12** 「2 型糖尿病の薬物療法において，SGLT2 阻害薬はメトホルミンに比べて心血管イベントを減らすことができるか？」

　網羅的検索では除外した心血管イベントのアウトカムを含めることにする．

PICO	キーワード
P	2 型糖尿病
I	SGLT2 阻害薬
C	メトホルミン
O	心血管イベント
研究デザイン	RCT

1）PubMed

　RCT フィルタはコクランハンドブック[1]で紹介されている高感度・高精度バージョンを使うことにする．

 CQ12 の PubMed での検索例（検索日：2018 年 1 月 12 日）

#1	"Diabetes Mellitus, Type 2/drug therapy"［MeSH］	27,606
#2	"Sodium-Glucose Transporter 2"［MeSH］OR empagliflozin［nm］OR dapagliflozin［nm］OR canagliflozin［nm］OR ipragliflozin［nm］OR tofogliflozin［nm］OR luseogliflozin［nm］	1,488
#3	Metformin［MeSH］	10,506
#4	"Cardiovascular Diseases"［MeSH］	2,160,876
#5	"randomized controlled trial"［pt］OR "controlled clinical trial"［pt］OR randomized［tiab］OR placebo［tiab］OR "clinical trials as topic"［MeSH:noexp］OR randomly［tiab］OR trial［ti］	1,133,563
#6	#1 and #2 and #3 and #4 and #5	8

　この段階でまだ件数が多い場合は，#1 と #2 の検索タグ［MeSH］を［Majr］に変えるとよい．［Majr］とは MeSH 用語の中で，より中心的な主題であることを表す．

　一方，シソーラスだけを使うと，シソーラス付与前のデータが除外されるので，最新文献を含める必要がある場合の裏技を紹介する．

 CQ12 の PubMed での検索例［シソーラス付与前最新データを含む］（検索日：2018 年 1 月 12 日）

#7	diabetes［tiab］OR T2DM［tiab］	445,412
#8	"Sodium Glucose"［tiab］OR SGLT2［tiab］OR empagliflozin［tiab］OR dapagliflozin［tiab］OR canagliflozin［tiab］OR ipragliflozin［tiab］OR tofogliflozin［tiab］OR luseogliflozin［tiab］	3,052
#9	metformin［tiab］	15,365
#10	cardiovascular［tiab］	376,406
#11	#7 and #8 and #9 and #10	116
#12	#7 and #8 and #9 and #10 Filters: MEDLINE	68
#13	#11 not #12	48
#14	#6 or #13	56

　論題あるいは抄録中に限定した自然語キーワードで文献集合をつくってから，「Journal categories」フィルタの「MEDLINE」で絞り込む．フィルタを解除してから元の文献集合から NOT 演算するとシソーラス付与前の文献データが取り出せる．

2）The Cochrane Library

　The Cochrane Library 内のすべてのデータベースに MeSH が付与されている訳ではないので，自然語での検索も必要になる．したがって，網羅的検索式とあまり変わりはなくアウトカムで絞る程度である．

 CQ12 の The Cochrane Library での検索例（検索日：2018 年 1 月 12 日）

#1	p.127 の The Cochrane Library での検索例と同一式	19,384
#2	p.127 の The Cochrane Library での検索例と同一式	69,194
#3	［mh "Cardiovascular Diseases"］OR cardiovascular:ti,ab	114,051
#4	#1 and #2 and #3	125

3）医中誌 Web

 CQ12 の医中誌 Web での検索例（検索日：2018 年 1 月 12 日）

#1	（糖尿病 -2 型 /TH）and（SH＝薬物療法）	19,950
#2	"Sodium-Glucose Transporter 2"/TH or "SGLT2 Inhibitors"/TH	2,958
#3	Metformin/TH	3,950
#4	心臓血管疾患 /TH	1,172,796
#5	ランダム化比較試験 /TH or 準ランダム化比較試験 /TH or RD＝ランダム化比較試験 or RD＝準ランダム化比較試験 or 無作為 /AL or random/AL or ランダム /AL or 盲検 /AL or blind/AL or プラセボ /AL or 偽薬 /AL or placebo/AL or グループ /AL or group/AL or 臨床試験 /AL or trial/AL	220,872
#6	#1 and #2 and #3 and #4 and #5	3

CQ13「高齢者に対して運動は認知症予防効果があるか？」

PICO	キーワード
P	認知症
I	運動
C	
O	（認知症）予防
研究デザイン	観察研究

1）PubMed

 CQ13 の PubMed での検索例（検索日：2018 年 1 月 12 日）

#1	"Dementia/prevention and control"［MeSH］OR "Cognition Disorders/prevention and control"［MeSH］	7,215
#2	Exercise［MeSH］OR Locomotion［MeSH］OR Sports［MeSH］OR exercise［tiab］OR sports［tiab］	552,824

| #3 | "Observational Study" ［pt］ OR "Epidemiologic Studies" ［MeSH］ OR "Case-Control Studies" ［MeSH］ OR "Retrospective Studies" ［MeSH］ OR "Cohort Studies" ［MeSH］ OR "Follow-Up Studies" ［MeSH］ OR "Longitudinal Studies" ［MeSH］ OR "Prospective Studies" ［MeSH］ OR "Retrospective Studies" ［MeSH］ OR "Cross-Sectional Studies" ［MeSH］ OR（"Observational Study" ［tiab］ OR "Observational Studies" ［tiab］）OR（"Epidemiologic Study" ［tiab］ OR "Epidemiologic Studies" ［tiab］）OR "Case-Control" ［tiab］ OR cohort ［tiab］ OR（"Follow-Up Study" ［tiab］ OR "Follow-Up Studies" ［tiab］ OR "FollowUp Study" ［tiab］ OR "FollowUp Studies" ［tiab］）OR（"Longitudinal Study" ［tiab］ OR "Longitudinal Studies" ［tiab］）OR（"Prospective Study" ［tiab］ OR "Prospective Studies" ［tiab］）OR（"Retrospective Study" ［tiab］ OR "Retrospective Studies" ［tiab］）OR（"Cross-Sectional Study" ［tiab］ OR "Cross-Sectional Studies" ［tiab］） | 2,475,356 |
| #4 | #1 and #2 and #3 | 119 |

2）The Cochrane Library

　網羅的検索と同様に研究デザインを除外した検索例として記述する．#1 でアウトカムの「予防」を組み合わせる．

 CQ13 の The Cochrane Library 検索例（検索日：2018 年 1 月 12 日）

#1	（［mh Dementia/PC］ OR ［mh "Cognition Disorders"/PC］）OR（（［mh Dementia］ OR ［mh "Cognition Disorders"］ OR dementia:ti,ab OR Alzheimer:ti,ab OR（"Primary Progressive" NEAR/3　Aphasia）:ti,ab OR Creutzfeldt-Jakob:ti,ab OR CADASIL:ti,ab OR Kosaka-Shibayama:ti,ab OR "Frontotemporal Lobar Degeneration":ti,ab OR "Pick Disease":ti,ab OR Huntington:ti,ab OR Kluver-Bucy:ti,ab OR "Lewy Body":ti,ab OR（cogniti* NEAR/3　(disorder* OR dysfunction* OR impairment*)）:ti,ab OR "Auditory Perceptual Disorder":ti,ab）AND（prevent* OR prophylaxis）:ti,ab）	1,985
#2	［mh Exercise］ OR ［mh Locomotion］ OR ［mh Sports］ OR exercise:ti,ab OR locomotion:ti,ab OR sports:ti,ab OR athletic:ti,ab OR kinesiotherapy:ti,ab OR walking:ti,ab	63,218
#3	#1 and #2	238

3）医中誌 Web

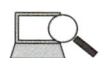 **CQ13 の医中誌 Web での検索例（検索日：2018 年 1 月 12 日）**

#1	（（認知症 /TH）and（SH＝予防））or（（認知障害 /TH）and（SH＝予防））	4,404
#2	身体運動 /TH or 運動療法 /TH or 移動運動 /TH or スポーツ /TH	137,984
#3	観察研究 /TH or 疫学的研究 /TH or 観察研究 /AL or 疫学的研究 /AL or 縦断研究 /AL or 後向き研究 /AL or 症例対照研究 /AL or 前向き研究 /AL or コホート /AL or 追跡研究 /AL or 断面研究 /AL	138,780
#4	#1 and #2 and #3	46

📖 文　献

1）Cochrane Handbook for Systematic Reviews of Interventions. Version 5.1.0〔https://handbook-5-1.cochrane.org/〕（2018 年 12 月 7 日閲覧）

Ⅰ
基本編

Ⅱ
発展編

Ⅲ
情報ソースのまとめ

第Ⅲ章

情報ソースのまとめ

文献検索方法 ●●●●●●●●●●●●●●●●●●●●●●●●●●●●●

- PubMed Help〔https://www.ncbi.nlm.nih.gov/books/NBK3827/table/pubmedhelp.Tn/〕
- 岩下愛，山下ユミ：図解 PubMed の使い方―インターネットで医学文献を探す．第7版．日本医学図書館協会，東京，2016
- 医中誌 WEB ヘルプ〔https://www.jamas.or.jp/web_help5/index.html〕
- 諏訪部直子，平紀子：わかりやすい医中誌 Web 検索ガイド―検索事例付．日本医学図書館協会，東京，2013

2 検索語の選定，検索式推敲 ●●●●●●●●●●●●●●●●●●●●●●●●

- 医中誌 Web シソーラスブラウザ 無料公開版〔https://www.jamas.or.jp/〕
- MeSH Database〔https://www.ncbi.nlm.nih.gov/mesh〕
- MeSH on Demand〔https://meshb.nlm.nih.gov/MeSHonDemand〕
- ライフサイエンス辞書〔https://lsd-project.jp/cgi-bin/lsdproj/ejlookup04.pl〕
- PRESS-Peer Review of Electronic Search Strategies: 2015 Guideline Explanation and Elaboration（PRESS E&E）. Ottawa: CADTH; 2016 Jan〔https://www.cadth.ca/sites/default/files/pdf/CP0015_PRESS_Update_Report_2016.pdf〕（表1）

3 診療ガイドライン作成関連 ●●●●●●●●●●●●●●●●●●●●●●●

- Minds ガイドラインライブラリ　ガイドライン作成者向け情報〔https://minds.jcqhc.or.jp/s/developer_guide〕
- Institute of Medicine（US）Committee on Standards for Developing Trustworthy Clinical Practice Guidelines；Graham R et al, editors. Clinical Practice Guidelines We Can Trust. Washington（DC）: National Academies Press（US）, 2011〔https://www.ncbi.nlm.nih.gov/books/NBK209539/〕

　現時点（2018年12月）での情報ソースをまとめたが，こうしたリソースは変遷が激しいので常にアンテナを張っておく必要がある．

表1　PRESS 2015 ガイドライン　科学的根拠に基づくチェックリスト

リサーチクエスチョンの翻訳	・検索方針はリサーチクエスチョン /PICO と合っているか. ・検索概念は明快か. ・PICO 要素は多すぎ，または少なすぎないか. ・検索概念は狭すぎ，または広すぎないか. ・検索結果は多すぎ，または少なすぎないか.（一文ごとのヒット数を表示） ・一般的でない，または複雑な方針は説明されているか.
論理演算子と近接演算子（検索サービスによって異なる）	・論理演算子と近接演算子は正しく使われているか. ・[　]（ブラケット）によるネスティングは検索に適切で効果的か. ・NOT が使用される場合，それは意図しない除外を招く可能性はないか. ・AND の代わりに近接演算子（たとえば，adjacent, near, within）またはフレーズ検索を使用することで正確度は改善されるか. ・近接演算子の幅は適切か（たとえば，adj5 は adj2 より多くの異綴語を拾うかもしれない）
シソーラス（Subject headings）（データベース特異的）	・主題見出は適切か. ・関連するシソーラスに漏れはないか，たとえば以前のインデックス語など. ・シソーラスは広すぎ，または狭すぎないか. ・必要なところで，シソーラスはエクスプロード（explode）されているか. 逆はないか. ・major heading（『starring』または focus に限定した）は使用されているか. そうならば，そこには適切な正当性があるか. ・サブヘディングが漏れていないか. ・サブヘディングはシソーラスと結合しているか（独立したサブヘディングのほうが好まれるかもしれない）. ・独立したサブヘディングは関連したもので，適切に使用されているか. ・シソーラスとフリーテキストの用語（下記参照）はそれぞれの概念に対して使用されているか.
Text word 検索（フリーテキスト）	・フリーテキストの検索はすべてのスペルの変形を含んでいるか.（たとえば，UK vs. US のスペル）

Ⅰ　基本編

Ⅱ　発展編

Ⅲ　情報ソースのまとめ

	・検索はすべての同義語と反意語を含んでいるか．（たとえば，反対） ・検索は関連する truncation を捉えているか．（つまり，正しい場所で truncation さられているか）． ・truncation は広すぎ，または狭すぎないか． ・頭字語や略語は適切に使われているか．それらは関係ないものを捉えていないか．正称も含まれているか． ・キーワードは十分に特異的，もしくは意味が広すぎないか．使用するキーワードは多すぎ，または少なすぎないか．ストップワードは使用されているか． ・適切なフィールドが検索されているか．たとえば，text word field（.tw.）と all field（.af.）の選択は適切か．その他に含めるべき，または除外すべきフィールドはないか（データベース特異的）． ・いくつかの短い検索文に分解するべき長い文章はないか．
スペル，構文，およびライン番号	・スペルの間違えはないか． ・システム構文に間違えはないか．たとえば，異なる検索インターフェースの truncation 記号を使っていないか． ・不正確なラインの複合や孤立行（AND または OR の文でエラーとなる最終まとめに参照されない）はないか．
リミットとフィルタ	・すべてのリミットとフィルタは適切に使われ，該当するリサーチクエスチョンに関連するか． ・すべてのリミットとフィルタは適切に使われ，データベースに関連するか． ・役立つかもしれないリミットやフィルタに漏れはないか．リミットとフィルタは広すぎたり狭すぎたりしないか．追加または除外するリミットとフィルタはないか． ・フィルタの参考文献は引用されているか．

索 引

PICO から始める医学文献検索のすすめ

2019 年 2 月 10 日　発行	編集者　小島原典子，河合富士美
	発行者　小立鉦彦
	発行所　株式会社 南 江 堂
	〒113-8410　東京都文京区本郷三丁目 42 番 6 号
	☎（出版）03-3811-7236　（営業）03-3811-7239
	ホームページ　https://www.nankodo.co.jp/
	印刷・製本　横山印刷
	装丁　渡邊真介

Effective and Comprehensive Strategies for Searching
Medical Literatures Based on PICO Approach
© Nankodo Co., Ltd., 2019

定価は表紙に表示してあります．
落丁・乱丁の場合はお取り替えいたします．
ご意見・お問い合わせはホームページまでお寄せください．

Printed and Bound in Japan
ISBN978-4-524-24579-6